中医速记手册丛书

经络穴位针灸速记手册

黄　泳　张继苹　主编

U0382974

SPM 南方出版传媒

广东科技出版社 | 全国优秀出版社

·广　州·

图书在版编目（CIP）数据

经络穴位针灸速记手册/黄泳，张继苹主编. —广州：广东科技出版社，2015. 11（2024. 5重印）
（中医速记手册丛书）
ISBN 978-7-5359-6415-1

Ⅰ．①经… Ⅱ．①黄…②张… Ⅲ．①经络—手册②穴位—手册③针灸疗法—手册 Ⅳ．①R224.4-62②R245-62

中国版本图书馆CIP数据核字（2015）第215807号

经络穴位针灸速记手册

Jingluo Xuewei Zhenjiu Suji Shouce

责任编辑：黄　铸　严　旻
封面设计：林少娟
责任校对：杨峻松
责任印制：吴华莲
出版发行：广东科技出版社
　　　　　（广州市环市东路水荫路11号　邮政编码：510075）
销售热线：020-37607413
https://www.gdstp.com.cn
E-mail：gdkjbw@nfcb.com.cn
经　　销：广东新华发行集团股份有限公司
印　　刷：佛山市浩文彩色印刷有限公司
　　　　　（南海区狮山科技工业园A区　邮政编码：528225）
规　　格：889mm×1 194mm　1/64　印张4　字数80千
版　　次：2015年11月第1版
　　　　　2024年5月第5次印刷
定　　价：10.00元

如发现因印装质量问题影响阅读，请与承印厂联系调换。

经络穴位针灸速记手册
编写人员

主　编：黄　泳　　张继苹

编　委：陈俊琦　　黄　泳　　黄焕琳
　　　　李妙铿　　曲姗姗　　王艳杰
　　　　张继苹　　张嘉玲　　郑　禹
　　　　钟　正

前　言

　　针灸学是中医学的重要组成部分，是祖国医学的瑰宝，其中经络穴位及针灸技能操作是其重要组成部分，是针灸入门的基础。为了满足广大针灸爱好者自学，以及中医药专业学习者学习、备考的需要，本书专门介绍了经络穴位和针灸临床技能。编写参照了《中华人民共和国国家标准：腧穴名称与定位（GB/T12346-2006）》以及科学出版社出版的《针灸学》相关内容。

　　本书包括经络穴位和针灸技能两个部分，着重对相关基础知识进行归纳总结。内容包括：①经络穴位概述、经脉循行、穴位定位、主治、刺灸法。②临床常用的针灸技能——针刺、灸法、相关基础知识和操作方法。穴位名称前带有"*"提示该穴位为"重点穴位"，须重点记忆。全书的编写，一方面突出权威性、系统性，另一方面又注重实用性、条理性。编写风格力求简约，庞杂的内容多整理为图和表，大段的叙述多整理为要点和歌诀，方便理解和记忆。

　　针灸学历史悠久、内容丰富，衷心希望本书对广大读者针灸学的学习有所帮助。本书编者均为南方医科大学中医药学院教学、临床、科研人员，针灸的基础知识扎实、临床技能熟练。但编写中，不足和疏漏之处在所难免，敬请广大读者朋友批评指正。

编者

2015年7月

目　录

第1章 经络概述

第1节 经络的概念

一、经络的概念

经络是经脉和络脉的总称，是指人体运行气血、联络脏腑、沟通内外、贯串上下的路径。"经"，有路径的含义，为直行的主干；"络"，有网络的含义，为经脉所分出的小支。经络纵横交错，遍布于全身。

二、经络系统的作用

（1）联系内外，网络全身——经络系统的联络沟通，将人体构成一个有机的整体。

（2）运行气血，协调阴阳——内溉脏腑，外濡腠理，营养全身，保持人体的相对平衡。

（3）抗御外邪，反映病候。

（4）传导感应，调整虚实——泻其有余，补其不足，平复阴阳。

第2节 经络系统的组成

经络系统由经脉和络脉组成。经脉包括十二经脉和奇经八脉，以及附属于十二经脉的十二经别、十二经筋、十二皮部；络脉包括十五络脉、浮络和孙络。经络系统内属脏腑，外连体表。经络系统的组成详见图1-2-1。

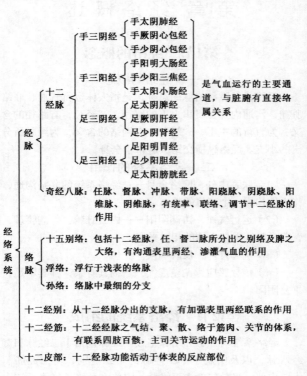

图1-2-1　经络系统的组成

把经络系统的组成归纳为下面的歌诀：

四十二，一十五，奇经八脉浮孙数。

其中，四十二指的是4个以"十二"命名的系统，分别是十二经脉、十二经别、十二经筋、十二皮部；"一十五"指的是1个以"十五"命名的系统，十五络脉。把歌诀一分两边，如下，左边是经脉系统，右边则是络脉系统。

四十二，	一十五，
奇经八脉	浮孙数。
←经脉→	←络脉→

一、十二经脉

1. 十二经脉的命名

十二经脉的名称包括三个部分："手足""阴阳""脏腑"。

"手足"指的是经脉的循行分布，"手……经"绝对不会在足上分布，"足……经"绝对不会在手上分布。

"阴阳"分为"阴经""阳经"，阴经之中又分为太阴、少阴和厥阴，阳经之中又分为阳明、太阳和少阴。三阴三阳是从阴阳气的盛衰来分：阴气最盛为太阴，其次为少阴，再次为厥阴；阳气最盛为阳明，其次为太阳，再次为少阳。

"脏腑"包括"六脏"，心、肝、脾、肺、肾、心包，"六腑"包括小肠、大肠、胆、胃、膀胱、三焦。

上述三个部分组合而成十二经脉的具体名称：手太阴肺经、手少阴心经、手厥阴心包经、手阳明大肠经、手太阳小肠经、手少阳三焦经、足太阴脾经、足少阴肾经、足厥阴肝经、足阳明胃经、足太阳膀胱经、足少阳胆经。

2．十二经脉的表里络属关系

十二经脉组成六对表里经组合：手、足太阴分别配手、足阳明，手、足厥阴分别配手、足少阳，手、足少阴分别配手、足太阳。阳经为表经，阴经为里经。

属络关系是指十二经脉与十二脏腑有固定的联系，包括属和络的联系。其规律为本经属于本脏（腑），络于相表里的腑（脏）。

3．十二经脉的走行

手足三阴三阳经的走行如图1-2-2所示：

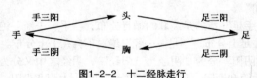

图1-2-2　十二经脉走行

十二经脉的循行走向归纳为以下歌诀：
手三阴经从胸走手，手三阳经从手走头，
足三阳经从头走足，足三阴经从足走胸。

4．十二经脉的交接

十二经脉的交接规律：相表里的阴经与阳经在四肢末

端交接，同名的阳经与阳经在头面部交接，阴经与阴经在胸部交接。

十二经脉的交接归纳为以下歌诀：

阳经与阳经交会于头面，阴经与阴经交会于胸腹，

阴经与阳经交会于手足。

5. 十二经脉的体表分布

十二经脉在体表左右对称地分布于头面、躯干和四肢，纵贯全身。其大致分布规律为阳经在外侧，阳明在前，少阳在中，太阳在后；阴经在内侧，太阴在前，厥阴在中，少阴在后。具体分布如下（图1-2-3）。

上肢和下肢：阳经在外侧，阳明在前，少阳在中，太阳在后；阴经在内侧，太阴在前，厥阴在中，少阴在后。但足厥阴肝经在足大趾至内踝上8寸一段走于足太阴脾经之前，至内踝上8寸才走到中间。

头部：阳明走前额，少阳走颞侧，太阳走枕。六阳经均上头，故称头为诸阳之会。

躯干：阴经走胸腹，阳经阳明走胸腹，少阳走胁肋，太阳走背腰。

经脉体表分布规律：

（1）手三阴经在上肢内侧的分布规律：肺经在前线、心包经在中线、心经在后线。联想胸腔中肺的体积最大、心包体积次之、心的体积最小。肺、心包、心由大到小的顺序，就是肺经、心包经、心经在上肢内侧由前到后的排

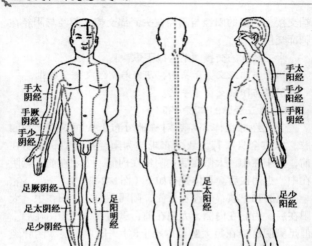

手太
阴经

手厥
阴经

手少
阴经

足厥阴经

足太阴经

足少阴经

足阳明经

足太
阳经

手太
阳经

手少
阳经

手阳
明经

足少
阳经

图1-2-3　十二经脉体表分布

列顺序。

　　（2）手三阳经在上肢外侧的分布规律：按照表里经关系，推导出与肺经、心包经、心经相表里的大肠经、三焦经、小肠经同样按照前、中、后的顺序在上肢外侧分布。

　　（3）足三阴经在下肢内侧的分布规律：脾经在前线、肝经在中线、肾经在后线。脾脏位居中焦，肝、肾同居下焦，但是肝的位置比肾高些。所以，按照脾、肝、肾三脏由高到低的顺序排列就是脾经、肝经、肾经在下肢内侧由前到后的排列顺序。

（4）足三阳经在下肢的分布规律：按照表里经关系，推导出与脾经、肝经、肾经相表里的胃经、胆经、膀胱经同样按照前、中、后的顺序在下肢前面、外侧和后面分布。

6. 十二经脉的流注

十二经脉的流注始于手太阴，经过手阳明、足阳明、足太阴、手少阴、手太阳、足太阳、足少阴、手厥阴、手少阳、足少阳，终于足厥阴，再周而复始，如环无端，营周不息（图1-2-4）。

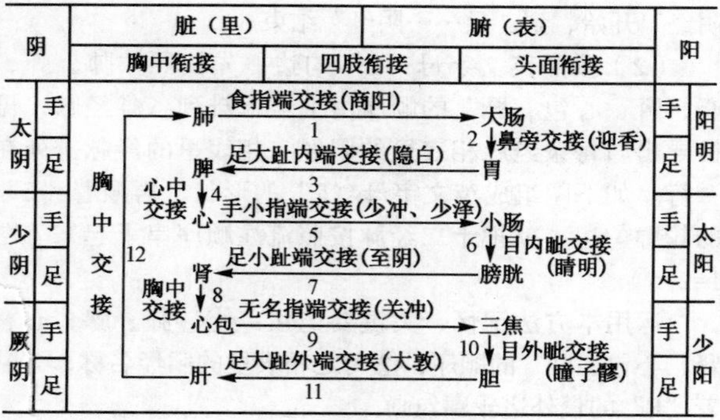

阴		脏（里）			腑（表）		阳	
		胸中衔接	四肢衔接		头面衔接			
太阴	手	肺	食指端交接（商阳） 1	→	大肠 2 鼻旁交接（迎香）		手	阳明
	足	脾	足大趾内端交接（隐白） 3	←	胃		足	
少阴	手	心 心中交接	手小指端交接（少冲、少泽） 4 5	→	小肠 6 目内眦交接（睛明）		手	太阳
	足	肾 胸中交接 12	足小趾端交接（至阴） 7	←	膀胱		足	
厥阴	手	心包 胸中交接	无名指端交接（关冲） 8 9	→	三焦 10 目外眦交接（瞳子髎）		手	少阳
	足	肝	足大趾外端交接（大敦） 11	←	胆		足	

图1-2-4　十二经脉流注顺序

（1）把十二经脉流注拆开成为三个小的循环：太阴循环、少阴循环、厥阴循环。太阴循环起于手太阴肺经、终于足太阴脾经，手足太阴经与相表里的手足阳明经组成了一个由胸—手—头—足—胸的循环；少阴循环起于手少阴心经、终于足少阴肾经，手足少阴经与相表里的手足太阳经组成了一个由胸—手—头—足—胸的循环；厥阴循环起于手厥阴心包经、终于足厥阴肝经，手足厥阴经与相表里的手足少阳经组成了一个由胸—手—头—足—胸的循环。三个小的循环组成一个大的十二经脉的循环。

运用本方法记忆，关键要记住：①"太阴""少阴""厥阴"这个阴经由多到少的排列顺序；②与太阴、少阴、厥阴相表里的经脉；③每个小的循环都是从"手……阴经"开始、到"足……阴经"结束。

（2）按照英文字母"E"勾边。先按照"肺、脾、心、肾、心包、肝"的顺序由上至下排列各条经脉，再推导出与每条经脉相表里的阳经，相表里的经脉排列在一行。如下图组成英文字母"E"的形状，再顺着"E"的轮廓勾边，就把十二经脉按照流注顺序串了起来（图1-2-5）。

运用本方法记忆，关键要记住：①"肺、脾、心、肾、心包、肝"的顺序；②与之相表里的阳经名称；③顺着"E"的最外边轮廓勾画。

（3）按照以下歌诀记忆：

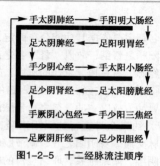

图1-2-5 十二经脉流注顺序

肺交大肠胃交脾，心与小肠膀肾宜，

心包三焦胆传肝，气血周流不停息。

二、十二经别

十二经别是十二经脉离、入、出、合的别行部分，是十二经脉深入胸腹、联系头部的重要支脉。

十二经别多从四肢肘膝关节以上的正经别出（离），经过躯干深入体腔与相关的脏腑联系（入），再浅出体表上行头项部（出），在头项部阳经经别合于本经经脉，阴经的经别合于与其表里的阳经经脉（合），由此将十二经别汇合成6组，称为"六合"。

三、奇经八脉

1. 奇经八脉的组成

奇经八脉，是十二经脉以外的八条经脉，包括督脉、任脉、带脉、冲脉、阴跷（qiāo）脉、阳跷脉、阴维脉、阳维脉。

各经的命名则主要依据其功能分布而定，如督脉总领一身阳气，为阳脉之督纲，故以"督"名之；任脉总任诸阴，对全身阴经脉气有总揽、总任的作用，故以"任"名之；冲脉容纳、调节十二经脉和五脏六腑的气血，是总领诸经气血之要冲，故以"冲"名之；带脉回绕横围于腰腹，有如束带，约束全身直行的阴阳诸经，因而称之为"带脉"；跷脉交通一身阴阳之气，调节肢体运动，故以"跷"名之；阴维、阳维维系、联络全身的阴阳经脉以归于任脉、督脉，故以"维"名之。

2. 奇经八脉与十二经脉的区别

"奇"，是奇特、奇异之意，指这八条经脉既不直接隶属于十二脏腑，又无表里相配关系，其分布和作用有异于十二正经，穴位分布也不同于十二经脉，见表1-2-1。

表1-2-1　奇经八脉与正经的区别

区别点	正经	奇经八脉
与脏腑的关系	与脏腑有直接的联系	与脏腑没有直接的联系
表里关系	有	无
穴位分布	每条经脉都有所属穴位分布	只有任、督二脉有穴位分布

3．奇经八脉的功能

奇经八脉纵横交错地循行分布于十二经脉之间，主要作用体现在两个方面：①沟通的十二经脉之间的联系，将部位相近、功能类似的经脉联系起来，起到统摄有关经脉气血、协调阴阳的作用。②对十二经脉气血有着蓄积和渗灌的作用，奇经八脉犹如湖泊水库，而十二经脉则犹如江河之水。

四、十五络脉

1．十五络脉的含义

十五络脉是十四经脉（十二经脉加上任、督二脉）在四肢部以及躯干前、后、侧三部的重要支脉，十二经脉和任、督脉各有一条络脉，加上脾之大络，合称十五络脉。

十五络以其发出所在腧穴命名，分别为手太阴之络列缺、手阳明之络偏历、手厥阴之络内关、手少阳之络外关、手少阴之络通里、手太阳之络支正、足太阴之络公孙、足阳明之络丰隆、足厥阴之络蠡（lí）沟、足少阳之络光明、足少阴之络大钟、足太阳之络飞扬、任脉之络鸠尾、督脉之络长强、脾之大络大包。

2．十五络脉的循行分布特点

十二经脉的络脉均从本经四肢肘膝以下的络穴分出，走向其相表里的经脉，即阴经别络于阳经，阳经别络于阴经。任脉的别络从鸠尾分出以后散布于腹部；督脉的别络从长强分出经背部向上散布于头，左右别走足太阳经；脾之大络从大包分出以后散布于胸胁。此外，还有从十五络脉分出的浮行于浅表部位的浮络和细小的孙络，遍及全身，难以计数。

3．孙络、浮络

孙络是细小的络脉，浮络是浮于浅表的络脉。这些细小的、浅表的络脉遍布全身。

五、十 二 筋 经

十二筋经是十二经脉之气结聚于筋肉关节的体系，是十二经脉的外周连属部分。

十二筋经均起于四肢末端，上行于头面胸腹部。

六、十 二 皮 部

十二皮部是十二经脉功能活动反映于体表皮肤的部位，也是络脉之气散布的部位。

以十二经脉体表的分布范围为依据，将皮肤划分为十二个区域，也就是十二经脉在皮肤上的分属部分。

第2章 腧穴概述

第1节 腧穴的概念与分类

1. 腧穴的概念

腧穴是人体脏腑经络之气输注于体表的特殊部位。"腧"与"输"义通,有转输、输注的含义;"穴"即孔隙的意思。穴位也被称作"节""会""气穴""气府""骨空"等。

2. 腧穴的分类

人体的穴位很多,大体上可分为经穴、经外奇穴和阿是穴三类。

(1)经穴:凡归属于十二经脉与任、督二脉的穴位,称为"十四经穴",简称"经穴"。这些穴位有确定的名称、确定的位置和明确的经脉归属,即定名、定位和定经。经穴共有362个,其中双穴(十二经脉)309个(穴名),单穴(任脉、督脉)53个。

(2)奇穴:不属于十四经络的一些穴位,因其有奇效,故称"奇穴"。又因其在十四经以外,故又称为"经外奇穴"。奇穴有确定的穴名,确定的位置但没有经脉归属,即定名、定位,但不定经。有些奇穴是由多个刺激点组成无法归经,如十宣、八邪、八风、华佗夹脊、四缝;

有些是十四经穴确定后再陆续发现的经验穴，还来不及归经。

（3）阿是穴：不属于十四经穴、经外奇穴的一些压痛点、敏感点或有阳性反应物如结节和皮下条索状物等处，称为阿是穴。阿是有"痛"的意思，因按压痛处，病人会"阿"的一声，故名为"阿是"。这类穴位既无具体名称，也无固定部位，具有不定名、不定位和不定经的特点。

第2节　腧穴的作用

通过针刺、艾灸等方法刺激穴位，可以疏通经络、调节气血、平衡阴阳，从而达到扶正祛邪的目的。在治疗上，穴位的作用主要有以下3个方面。

1. 近治作用

这是一切穴位（包括十四经穴、奇穴、阿是穴）主治作用的共同特点。这些穴位均能治疗该穴所在部位、邻近部位及邻近组织、器官的病证。如眼区的睛明、承泣、四白、球后各穴，均能治眼病；耳区的听宫、听会、翳风、耳门诸穴，均能治疗耳病；胃部的中脘、建里、梁门诸穴，均能治疗胃病等。

2. 远治作用

这是经穴主治作用的基本规律。在经穴中，尤其是十二经脉在四肢肘、膝关节以下的穴位，不仅能治局部病证，而且能治本经循行所涉及的远隔部位的组织、器官、脏腑的病症，有的甚至具有影响全身的作用。如合谷穴，不仅能治上肢病证，而且能治颈部和头面部病证，同时能治外感病的发热；足三里穴不但能治疗下肢病证，而且对调整消化系统的功能，甚至对人体免疫功能、神经系统和内分泌系统等各方面都具有调节作用。

3．特殊作用

穴位的治疗作用还表现在对机体的双向良性调整作用。如泄泻时，针刺天枢能止泻；便秘时，针刺天枢又能通便。心动过速时，针刺内关能减慢心率；心动过缓时，针刺内关又可使之恢复正常。此外，穴位治疗作用还具有相对的特异性，如大椎退热，至阴矫正胎位等，均是其特殊的治疗作用。

第3节 特 定 穴

有一部分穴位被称为"特定穴"，它们除具有经穴的共同主治特点外，还有其特殊的性能和治疗作用，故又有特别的称号。特定穴包括五输穴、原穴、络穴、俞穴、募（mù）穴、郄（xì）穴、下合穴、八会穴、八脉交会穴、交会穴等10类。

一、五 输 穴

五输穴为十二经脉在四肢肘关节、膝关节以下的5个重要穴位。十二经脉共有五输穴60个。

　　五输穴分别称为：井、荥、输、经、合。古人把经气的运行比喻为水流从小到大，从浅到深。井为源头，经气所出之处；荥为涓涓泉水，经气小且浅；输为小溪流，经气逐渐从小到大，由浅入深；经为江河，经气较大、较深；合为百川汇合入海，经气充盛，在此汇入脏腑。阴经五输穴的五行属性为井属木，荥属火，输属土，经属金，合属水；阳经五输穴的五行属性为井属金，荥属水，输属木，经属火，合属土（见表2-3-1）。

表2-3-1　十二经脉五输穴及与五行配属表

经脉	井	荥	输	经	合
手太阴肺经	少商	鱼际	太渊	经渠	尺泽
手阳明大肠经	商阳	二间	三间	阳溪	曲池
足阳明胃经	厉兑	内庭	陷谷	解溪	足三里
足太阴脾经	隐白	大都	太白	商丘	阴陵泉
手少阴心经	少冲	少府	神门	灵道	少海
手太阳小肠经	少泽	前谷	后溪	阳谷	小海
足太阳膀胱经	至阴	通谷	束骨	昆仑	委中
足少阴肾经	涌泉	然谷	太溪	复溜	阴谷
手厥阴心包经	中冲	劳宫	大陵	间使	曲泽

续表

经脉	井	荥	输	经	合
手少阳三焦经	关冲	液门	中渚	支沟	天井
足少阳胆经	足窍阴	侠溪	足临泣	阳辅	阳陵泉
足厥阴肝经	大敦	行间	太冲	中封	曲泉

五输穴歌诀：

少商鱼际与太渊，经渠尺泽肺相连；

商阳二三间合谷，阳溪曲池大肠牵；

厉兑内庭陷谷胃，冲阳解溪三里随；

隐白大都太白脾，商丘阴陵泉要知；

少冲少府属于心，神门灵道少海寻；

少泽前谷后溪腕，阳谷小海小肠经；

至阴通谷束京骨，昆仑委中膀胱经；

涌泉然谷与太溪，复溜阴谷肾所宜；

中冲劳宫心包经，大陵间使传曲泽；

关冲液门中渚焦，阳池支沟天井索；

窍阴侠溪临泣胆，丘墟阳辅阳陵泉；

大敦行间太冲存，中封曲泉属于肝。

二、原 穴

原穴是脏腑的原气输注、经过和留止的部位。原穴与三焦有密切的关系，三焦是原气的别使，导源肾间动气，而输布于全身，调和内外，宣导上下，关系着人的脏腑气化功能。而原穴就是其留止之处，所以说"五脏六腑之有病者，皆取其原也"。十二经各有一原穴，均分布在四肢腕踝关节附近（见表2-3-2）。

表2-3-2　十二经原穴表

经　脉	原　穴
手太阴肺经	太渊
手阳明大肠经	合谷
足阳明胃经	冲阳
足太阴脾经	太白
手少阴心经	神门
手太阳小肠经	腕骨
足太阳膀胱经	京骨
足少阴肾经	太溪
手厥阴心包经	大陵
手少阳三焦经	阳池
足少阳胆经	丘墟
足厥阴肝经	太冲

三、络　穴

络穴，是络脉由经脉别出部位的穴位，是表里两经联络之处。十四经脉各有一个络穴，加上脾之大络共十五络穴。十二经脉络穴均位于四肢肘膝关节以下部位，任脉、督脉络穴和脾之大络分别位于躯干的前、后和侧面（见表2-3-3）。

表2-3-3 十五络穴表

经　　脉	络　　穴
手太阴肺经	列缺
手阳明大肠经	偏历
足阳明胃经	丰隆
足太阴脾经	公孙
手少阴心经	通里
手太阳小肠经	支正
足太阳膀胱经	飞扬
足少阴肾经	大钟
手厥阴心包经	内关
手少阳三焦经	外关
足少阳胆经	光明
足厥阴肝经	蠡沟
督脉	长强
任脉	鸠尾
脾之大络	大包

十五络穴歌诀：

人身络穴一十五，我今逐一从头举，

手太阴络为列缺，手少阴络即通里，

手厥阴络为内关，手太阳络支正是，

手阳明络偏历当，手少阳络外关位，

足太阳络号飞扬，足阳明络丰隆记，

足少阳络为光明，足太阴络公孙寄，

足少阴络名大钟，足厥阴络蠡沟配，

阳督之络号长强，阴任之络号鸠尾，

脾之大络为大包，十五络脉君须记。

四、郄　穴

　　郄穴是经脉经气深聚的部位。十二经脉及阴阳跷、阴阳维脉各有一个郄穴，共有十六个郄穴，称为十六郄（见表2-3-4）。

表2-3-4　十六郄穴表

经　脉	郄　穴
手太阴肺经	孔最
手阳明大肠经	温溜
足阳明胃经	梁丘
足太阴脾经	地机
手少阴心经	阴郄

续表

经　脉	郄　穴
手太阳小肠经	养老
足太阳膀胱经	金门
足少阴肾经	水泉
手厥阴心包经	郄门
手少阳三焦经	会宗
足少阳胆经	外丘
足厥阴肝经	中都
阴维脉	筑宾
阳维脉	阳交
阴跷脉	交信
阳跷脉	跗阳

郄穴歌诀：

郄义即孔隙，本属气血集；

肺向孔最取，大肠温溜别；

胃经是梁丘，脾属地机穴；

心则取阴郄，小肠养老别；

膀胱金门守，肾向水泉施；

心包郄门刺，三焦会宗持；

胆郄在外丘，肝经中都是；

阳跷蹴阳走，阴跷交信期；

阳维阳交穴，阴维筑宾知。

五、下 合 穴

下合穴是六腑之气下合于足三阳经的六个穴位，又称六腑下合穴。足三阳经的下合穴即五输穴中的合穴。手三阳经除了在上肢五输穴中的合穴外，在下肢另有下合穴（见表2-3-5）。

表2-3-5 下合穴表

经 脉	下 合 穴
手阳明大肠经	上巨墟
足阳明胃经	足三里
手太阳小肠经	下巨墟
足太阳膀胱经	委中
手少阳三焦经	委阳
足少阳胆经	阳陵泉

下合穴歌诀：

胃经下合足三里，上下巨虚大小肠，

膀胱当合委中央，三焦下合属委阳，

胆经之合阳陵泉，腑病用之效必彰。

六、俞　穴

俞穴，又称背俞穴，是脏腑经气输注于背腰部之处，又称俞穴（见表2-3-6）。

表2-3-6　俞穴表

经　脉	俞　穴
手太阴肺经	肺俞
手阳明大肠经	大肠俞
足阳明胃经	胃俞
足太阴脾经	脾俞
手少阴心经	心俞
手太阳小肠经	小肠俞
足太阳膀胱经	膀胱俞
足少阴肾经	肾俞
手厥阴心包经	厥阴俞
手少阳三焦经	三焦俞
足少阳胆经	胆俞
足厥阴肝经	肝俞

背俞穴歌诀：

三椎肺俞厥阴四，心五肝九十胆俞，

十一脾俞十二胃，十三三焦椎旁居，

肾俞却与命门平，十四椎外穴是真，

大肠十六小十八，膀胱俞与十九平。

七、募　穴

募穴是脏腑经气汇聚于胸腹部之处（见表2-3-7）。

表2-3-7　募穴表

经　　脉	募　　穴
手太阴肺经	中府
手阳明大肠经	天枢
足阳明胃经	中脘
足太阴脾经	章门
手少阴心经	巨阙
手太阳小肠经	关元
足太阳膀胱经	中极
足少阴肾经	京门
手厥阴心包经	膻中
手少阳三焦经	石门
足少阳胆经	日月
足厥阴肝经	期门

募穴歌诀：

天枢大肠肺中府，关元小肠巨阙心，

中极膀胱京门肾，胆日月肝期门寻，

脾募章门胃中脘，气化三焦石门针，
心包募穴何处取？胸前膻中觅浅深。

八、八 会 穴

八会穴是指脏、腑、气、血、筋、脉、骨、髓等精气所汇集的八个穴位，分布于躯干部和四肢部（见表2-3-8）。

表2-3-8　八会穴表

脏会	腑会	气会	血会	筋会	脉会	骨会	髓会
章门	中脘	膻中	膈俞	阳陵泉	太渊	大杼	绝骨

八会穴歌诀：

脏会章门腑中脘，髓会绝骨筋阳陵，
骨会大杼血膈俞，气在膻中脉太渊。

九、八脉交会穴

十二经脉与奇经八脉相通的八个穴位（见表2-3-9）。

表2-3-9　八脉交会穴表

经脉	八脉交会穴	主治范围
冲脉	公孙	心、胸、胃
阴维脉	内关	

续表

经脉	八脉交会穴	主治范围
督脉	后溪	目内眦、颈项、耳、肩
阳跷脉	申脉	
带脉	足临泣	目锐眦、耳后、颊、颈、肩
阳维脉	外关	
任脉	列缺	肺系、咽喉、胸膈
阴跷脉	照海	

八脉交会穴歌诀：

公孙冲脉胃心胸，内关阴维下总同；

临泣胆经连带脉，阳维目锐外关逢；

后溪督脉内眦颈，申脉阳跷络亦通，

列缺任脉行肺系，阴跷照海膈喉咙。

十、交　会　穴

两条或两条以上的经脉在循行过程中相互交会，在会合部位的穴位称交会穴，多分布于躯干部。

历代文献对交会穴的记载不尽相同，一般而言，交会穴有95个。限于篇幅，不一一列举。

第4节　腧穴定位法

针灸临床中，治疗效果与取穴是否准确有着密切的关系。为了定准穴位，必须掌握好定位方法，常用的方法有以下4种。

一、体表标志法

解剖标志定位法是以人体表面具有特征的解剖标志为依据，来确定穴位位置的方法。人体的解剖标志有固定标志和活动标志两种。

固定标志：以人体表面固定不移，又有明显特征的部位作为取穴标志。

活动标志：人体某个动作出现的隆起、凹陷、孔隙、皱纹等作为取穴标志。

二、骨度分寸法

骨度分寸定位法以骨节为主要标志，测量人体不同部位的长度，作为量取穴位标准的方法。骨度分寸法有横寸和直寸之分。常用的横寸有：两额角发际之间9寸、两乳头之间8寸、两肩胛骨内缘之间6寸。常用的直寸有：前后发际之间12寸、胸骨上窝至胸剑联合9寸、胸剑联合至脐中8寸、脐中至耻骨联合上缘5寸、腋前皱襞（bì）至肘横纹9寸、肘横纹至腕横纹12寸、股骨大转子至腘骨下缘19寸、臀横纹至腘横纹14寸、髌骨下缘至外踝尖16寸、耻骨联合上缘至股骨内上髁上缘18寸、胫骨内侧髁下方至内踝尖13寸。特定部位的骨度分寸只能作为取该部位穴位所用（如图2-4-1和见表2-4-1）。

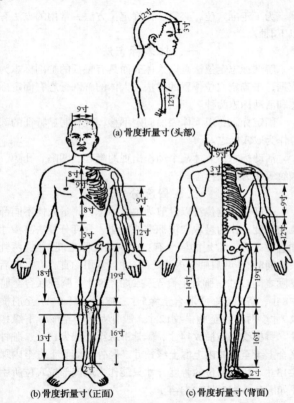

(a) 骨度折量寸（头部）

(b) 骨度折量寸（正面）

(c) 骨度折量寸（背面）

图2-4-1　常用的骨度折量寸

表2-4-1　常用的骨度折量寸表

部位	起止点	折量寸	度量法	说　明
头面部	前发际正中至后发际正中	12	直寸	用于确定头部经穴的纵向距离
	眉间（印堂）至前发际正中	3	直寸	用于确定前或后发际及其头部经穴的纵向距离
	前两额发角（头维）之间	9	横寸	用于确定头前部经穴的横向距离
	耳后两乳突（完骨）之间	9	横寸	用于确定头后部经穴的横向距离
胸腹胁部	胸骨上窝（天突）至胸剑联合中点（岐骨）	9	直寸	用于确定胸部任脉经穴的纵向距离
	胸剑联合中点（岐骨）至脐中	8	直寸	用于确定上腹部经穴的纵向距离
	脐中至耻骨联合上缘（曲骨）	5	直寸	用于确定下腹部经穴的纵向距离
	两乳头之间	8	横寸	用于确定胸腹部经穴的横向距离
	两肩胛骨喙突内侧缘	12	横寸	用于确定胸部经穴的横向距离
背腰部	肩胛骨内缘（近脊柱侧点）至后正中线	3	横寸	用于确定背腰部经穴的横向距离

续表

部位	起止点	折量寸	度量法	说　明
上肢部	腋前、后纹头至肘横纹（平肘尖）	9	直寸	用于确定上臂部经穴的纵向距离
	肘横纹（平肘尖）至腕掌（背）侧横纹	12	直寸	用于确定前臂部经穴的纵向距离
下肢部	耻骨联合上缘至髌底	18	直寸	用于确定下肢内侧足三阴经穴的纵向距离
	胫骨内侧髁下方至内踝尖	13	直寸	
	股骨大转子至腘横纹	19	直寸	用于确定下肢外后侧足三阳经穴的纵向距离（臀沟至腘横纹相当14寸）
	腘横纹至外踝尖	16	直寸	用于确定下肢外后侧足三阳经穴的纵向距离
	内踝尖至足底	3	直寸	用于确定足内侧部腧穴的纵向距离
	髌尖（膝中）至内踝尖	15	直寸	用于确定小腿内侧部腧穴的纵向距离
	髌尖至髌底	2	直寸	

三、手指比量法

以患者手指的长度或宽度为标准来取穴的方法称为手指同身寸取穴法，简称指寸法。常用的指寸法有中指同身寸、拇指同身寸和横指同身寸3种。

中指同身寸法：是以患者的中指中节桡侧两端纹头之间作为一寸，可用于四肢部取穴的直寸和背部取穴的横寸。

拇指同身寸法：是以患者拇指指间关节的宽度作为一寸，亦适用于四肢部的直寸取穴。

横指同身寸法：又名"一夫法"，将食指、中指、无名指和小指并拢，以中指中节横纹处为准，四指横量作为3寸。用于四肢部取穴的直寸（图2-4-2）。

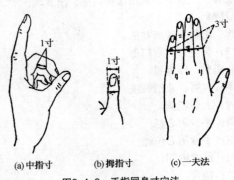

(a)中指寸　　　(b)拇指寸　　　(c)一夫法

图2-4-2　手指同身寸穴法

第3章　手太阴肺经

第1节　手太阴肺经经脉循行

1. 经脉循行

起于中焦，下络大肠，还循胃口，上膈属肺。从肺系，横出腋下，下循臑内，行少阴、心主之前，下肘中，循臂内上骨下廉，入寸口，上鱼，循鱼际，出大指之端。

其支者，从腕后，直出次指内廉，出其端。

2. 注释

中焦：上腹胃脘所在部。

胃口：胃上口，贲门部。

膈：膈肌，即隔膜。

肺系：气管，兼指喉咙。

臑内：上臂屈侧。

少阴：手少阴心经。

心主：手厥阴心包经。

臂内：前臂内侧。

上骨：桡骨。

廉：侧边，棱角部。

入：从外到里。

寸口：桡动脉搏动处。

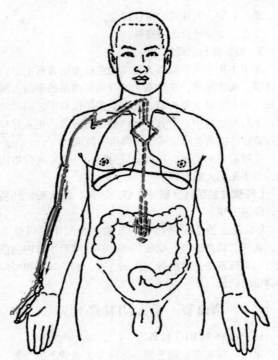

图3-1-1　肺经循行示意图

鱼：大鱼际部。

鱼际：大鱼际的边缘白肉际侧。

端：末端，为井穴之所在部位。

支者：由经脉分出的支脉。

3. 经脉循行白话解

起于中焦，向下联络大肠，回绕过来沿着胃上口，通过横膈，属于肺脏，从肺系（肺与喉咙连系的部位）横行出来，向下沿着上臂内侧，行于手少阴经和手厥阴经的前面，下行到肘窝中，沿着前臂内侧桡侧前缘，进入寸口，经过鱼际，沿着鱼际边缘，出拇指内侧端。

手腕后方的支脉，从列缺处分出，一直走向食指内侧端，与手阳明大肠经相接。

【**经脉与脏腑器官联络**】肺经属肺，络大肠，环循胃口，联络喉咙。

【**经脉主治**】主治咳嗽、气喘、少气不足以息、咯血、伤风、胸部胀满、咽喉肿痛、缺盆部和手臂内侧前缘痛、肩背部寒冷、疼痛等，头面、喉、胸、肺病和经脉循行部位的病证。

第2节　手太阴肺经腧穴

1. *中府（LU1）肺募穴

定位：在胸部，横平第一肋间隙，锁骨下窝外侧，前正中线旁开6寸（图3-2-1）。

主治：咳嗽，气喘，肺胀满，胸痛，肩背痛。

操作：向外斜刺或平刺0.5~0.8寸；可灸。本穴不可向内深刺，以免伤及肺脏。

2. 云门（LU2）

定位：在胸部，锁骨下窝凹陷中，肩胛骨喙突内缘，前正中线旁开6寸（图3-2-1）。

主治：咳嗽，气喘，胸痛，肩关节内侧痛。

操作：向外斜刺0.5～0.8寸；可灸。本穴不可向内侧深刺，以免伤及肺脏。

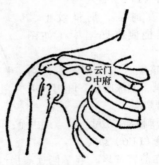

图3-2-1

3. 天府（LU3）

定位：在臂前区，腋前纹头下3寸，肱二头肌桡侧缘处（图3-2-2）。

主治：气喘，瘿气，鼻衄，上臂内侧痛。

操作：直刺0.5～1.0寸；可灸。

4. 侠白（LU4）

定位：在臂前区，腋前纹头下4寸，肱二头肌桡侧缘处（如图3-2-2）。

主治：咳嗽，气喘，烦满，上臂内侧痛。

操作：直刺0.5～1.0寸；可灸。

5. *尺泽（LU5）合穴

定位：在肘区，肘横纹上，肱二头肌腱桡侧缘凹陷中（如图3-2-2）。

主治：咳嗽，气喘，咯血，潮热，胸部胀满，咽喉肿痛，吐泻，小儿惊风，肘臂挛痛。

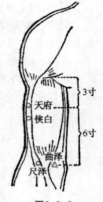

图3-2-2

操作：直刺0.8～1.2寸，或点刺出血；可灸。

6. *孔最（LU6）郄穴

定位：在前臂前区，腕掌侧远端横纹上7寸，尺泽（LU5）与太渊（LU9）连线上（如图3-2-3）。

主治：咳嗽，气喘，咯血，咽喉肿痛，肘臂挛痛，痔疾。

操作：直刺0.5～1.2寸；可灸。

7. *列缺（LU7）络穴；八脉交会穴，通于任脉

定位：在前臂，腕掌侧远端横纹上1.5寸，拇短伸肌腱与拇长展肌腱之间，拇长展肌腱沟的凹陷中（如图

3-2-3）。

主治：咳嗽，气喘，咽喉痛，半身不遂，口眼㖞斜，偏头痛，项强痛，腕痛无力，牙痛。

操作：向上刺0.3～0.8寸；可灸。

8. 经渠（LU8）经穴

定位：在前臂前区，腕掌侧远端横纹上1寸，桡骨茎突与桡动脉之间（如图3-2-3）。

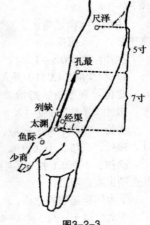

图3-2-3

主治：咳嗽，气喘，胸痛，咽喉肿痛，手腕痛。

操作：直刺0.3～0.5寸。

9. *太渊（LU9）输穴；原穴，八会穴之脉会

定位：在腕前区，桡骨茎突与舟状骨之间，拇长展肌腱尺侧凹陷中（如图3-2-3）。

主治：咳嗽，气喘，咯血，胸痛，咽喉肿痛，无脉症，手腕痛。

操作：避开桡动脉，直刺0.3～0.5寸；可灸。

10. *鱼际（LU10）荥穴

定位：在手外侧，第1掌骨桡侧中点赤白肉际处（如

图3-2-3）。

主治：咳嗽，咯血，发热，咽干，咽喉肿痛，失音，掌中热，小儿疳疾。

操作：直刺0.5～1.0寸；可灸。

11. *少商（LU11）井穴

定位：在手指，拇指末节桡侧，指甲根角侧上方0.1寸（指寸）（如图3-2-3）。

主治：咽喉肿痛，咳嗽，鼻衄，中风昏迷，中暑，呕吐，癫狂，高热，小儿惊风。

操作：直刺0.1寸，或向腕平刺0.2～0.3寸，或用三棱针点刺出血；可灸。

手太阴肺经腧穴歌诀：

手太阴肺十一穴，中府云门天府诀，

侠白之下是尺泽，孔最下行接列缺，

曾有经渠与太渊，鱼际少商如韭叶。

手太阴肺经穴位主治概要：

（1）均治肺、胸疾患及局部病变。

（2）肘以下穴位可泻热解表，治疗咽喉疾病。

（3）腕关节附近穴位可治头面、项、齿病变。

（4）尺泽、少商可镇静熄风开窍，用于急救。

第4章 手阳明大肠经

第1节 手阳明大肠经经脉循行

1. 经脉循行

起于大指次指之端，循指上廉，出合谷两骨之间，上入两筋之中，循臂上廉，入肘外廉，上臑外前廉，上肩，出髃骨之前廉，上出于柱骨之会上，下入缺盆，络肺，下膈，属大肠。

其支者，从缺盆上颈，贯颊，入下齿中；还出挟口，交人中——左之右、右之左，上挟鼻孔。

2. 注释

大指次指：食指。

指上廉：食指的桡侧缘。

合谷两骨：指掌中第一、第二骨。

两筋：拇长伸肌腱与拇短伸肌腱。

臂上廉：前臂桡侧。

肘外廉：肘横纹外侧，曲池穴部。

髃骨：肩胛骨肩峰部。

柱骨之会：柱骨，指颈椎，或指锁骨；会，指大椎穴。

缺盆：锁骨上窝部；缺盆骨即指锁骨，其上有缺盆穴。

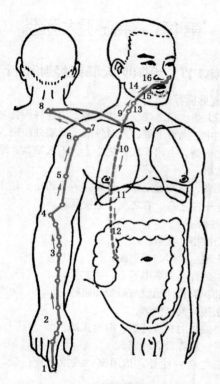

图4-1-1　手阳明大肠经经脉循行示意图

颊：面旁。

3. 经脉循行白话解

起于食指末端，沿食指桡侧向上，通过第一、第二掌骨之间，向上进入两筋（拇长伸肌腱和拇短伸肌腱）之间的凹陷处，沿前臂前方，至肘部外侧，再沿上臂外侧前缘，上走肩端，沿肩峰前缘，向上出于颈椎"手足三阳经聚会处"（大椎，属督脉），再向下进入缺盆（锁骨上窝部），联络肺脏，通过横膈，属于大肠。

【缺盆部支脉】上走颈部，通过面颊，进入下齿龈，回绕至上唇，交叉于人中，左脉向右，右脉向左，分布在鼻孔两侧（迎香），与足阳明胃经相接。

【经脉与脏腑器官联络】大肠经属大肠，络肺；入下齿中，挟口、鼻。

【经脉主治】主治腹痛、肠鸣、泄泻、便秘、痢疾、咽喉肿痛、齿病、鼻流清涕或出血，和本经循行部位疼痛、热肿或寒冷等症。

第2节 手阳明大肠经腧穴

1. *商阳（LI1）井穴

定位：在手指，食指末节桡侧，指甲根角侧上方0.1寸（指寸）（如图4-2-1）。

主治：咽喉肿痛、耳鸣耳聋、中风昏迷、热病无汗、下齿痛。

刺灸法：浅刺0.1寸，或点刺出血。

2．二间（LI2）荥穴

定位：在手指，第二掌指关节桡侧远端赤白肉际处（如图4-2-1）。

主治：齿痛、咽喉肿痛、口眼㖞斜、目痛、热病。

刺灸法：直刺0.2～0.4寸；可灸。

3．*三间（LI3）输穴

定位：在手背，第二掌指关节桡侧
近端凹陷中（如图4-2-1）。

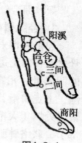

图4-2-1

主治：咽喉肿痛、齿痛、身热、腹胀肠鸣。

刺灸法：直刺0.3～0.5寸；可灸。

4．*合谷（LI4）原穴

定位：在手背，第二掌骨桡侧的中点处（如图4-2-1）。

主治：头痛、齿痛、目赤肿痛、咽喉肿痛、失音、口眼㖞斜、半身不遂、痄腮、疔疮、经闭、腹痛、牙关紧闭、小儿惊风、鼻衄、耳鸣耳聋、发热恶寒、无汗、多汗、瘾疹、疟疾。

刺灸法：直刺0.5～1寸；可灸。

5．*阳溪（LI5）经穴

定位：在腕区，腕背侧远端横纹桡侧，桡骨茎突远端，解剖学"鼻咽窝"凹陷中（如图4-2-1）。

主治：头痛、耳鸣耳聋、咽喉肿痛、腕臂痛、齿痛。

刺灸法：直刺0.5～0.8寸；可灸。

6. *偏历（LI6）络穴

定位：在前臂，腕背侧远端横纹上3寸，阳溪（LI5）与曲池（LI11）连线上（如图4-2-2）。

主治：耳鸣，耳聋、目赤、鼻衄、喉痛、手臂酸痛。

刺灸法：直刺0.3～0.5寸，斜刺1寸；可灸。

7. 温溜（LI7）郄穴

定位：在前臂，腕背侧远端横纹上5寸，阳溪（LI5）与曲池（LI11）连线上（如图4-2-2）。

主治：头痛、面肿、咽喉肿痛、肩背酸痛、疔疮、肠鸣腹痛。

刺灸法：直刺0.5～1寸；可灸。

8. 下廉（LI8）

定位：在前臂，肘横纹下4寸，阳溪（LI5）与曲池（LI11）连线上（如图4-2-2）。

主治：头痛、眩晕、肘臂痛、半身不遂、腹痛、腹胀、目痛。

刺灸法：直刺0.5～1寸；可

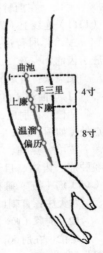

图4-2-2

経絡穴位針灸速記手册

灸。

9. 上廉（LI9）

定位：在前臂，肘横纹下3寸，阳溪（LI5）与曲池（LI11）连线上（如图4-2-2）。

主治：头痛、半身不遂、肩臂酸痛麻木、腹痛、肠鸣、腹泻。

刺灸法：直刺0.8～1寸；可灸。

10. *手三里（LI10）

定位：在前臂，肘横纹下2寸，阳溪（LI5）与曲池（LI11）连线上（如图4-2-2）。

主治：肘臂疼痛、上肢瘫痪麻木、腹痛、腹泻、腹胀、齿痛、失音。

刺灸法：直刺0.8～1.2寸；可灸。

11. *曲池（LI11）合穴

定位：在肘区，尺泽（LU5）与肱骨外上髁连线的中点处（如图4-2-2）。

主治：热病、半身不遂、风疹、手臂肿痛无力、咽喉肿痛、齿痛、目赤痛、腹痛吐泻、痢疾、高血压、瘰（luǒ）疬（lì）、癫狂。

刺灸法：直刺1～1.5寸；可灸。

12. 肘髎（liáo）（LI12）

定位：在肘区，肱骨外上髁上缘，髁上嵴的前缘（如图4-2-3）。

主治：肘臂部酸痛、麻木、挛急和嗜卧。

刺灸法：直刺0.5～1寸；可灸。

13．手五里（LI13）

定位：在臂部，肘横纹上3寸，曲池（LI11）与肩髃（yú）（LI15）连线上（如图4-2-3）。

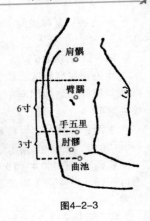

图4-2-3

主治：肘臂疼痛挛急、瘰疬。

刺灸法：直刺0.8～1寸；可灸。

14．*臂臑（nào）（LI14）

定位：在臂部，曲池（LI11）上7寸，三角肌前缘处（如图4-2-3）。

主治：瘰疬，肩背疼痛、目疾、颈项拘挛。

刺灸法：直刺或向上斜刺0.8～1.5寸；可灸。

15．*肩髃（LI15）

定位：在三角肌区，肩峰外侧缘前端与肱骨大结节两骨间凹陷中（如图4-2-3）。

主治：肩臂疼痛、半身不遂、手臂挛急、瘾疹、瘰疬。

刺灸法：直刺或向下斜刺
0.8~1.5寸；可灸。

16．巨骨（LI16）

定位：在肩胛区，锁骨肩
峰端与肩胛冈之间凹陷中（如
图4-2-4）。

主治：肩背及上臂疼痛、
伸展及抬举不便瘰疬、瘿气。

刺灸法：直刺0.4~0.6寸，
不可深刺，以免刺入胸腔造成
气胸；可灸。

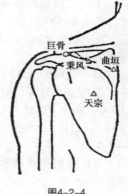

图4-2-4

17．天鼎（LI17）

定位：在颈部，横平环状软骨，胸锁乳突肌后缘（如
图4-2-5）。

主治：咽喉肿痛、暴暗（yīn）、气梗、梅核气、瘰
疬。

刺灸法：直刺0.3~0.5寸；可灸。

18．*扶突（LI18）

定位：在胸锁乳突肌区，横平喉结，胸锁乳突肌前、
后缘中间（如图4-2-5）。

主治：咳嗽、气喘、咽喉肿痛、暴暗、瘰疬、瘿
气。

刺灸法：直刺0.5~0.8寸；可灸。

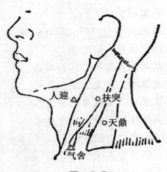

图4-2-5

19. 口禾髎（LI19）

定位： 在面部，横平人中沟上1/3与下2/3交点，鼻孔外缘直下（如图4-2-6）。

主治： 口㖞、鼻塞不通、鼻衄。

刺灸法： 直刺0.3～0.5寸；不宜灸。

20. *迎香（LI20）

定位： 在面部，鼻翼外缘中点旁，鼻唇沟中（如图4-2-6）。

主治： 鼻塞不通、口㖞、

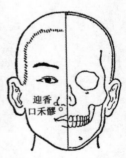

图4-2-6

鼻衄、面痒、胆道蛔虫病。

刺灸法：直刺或向上斜刺0.2～0.5寸；不宜灸。

手阳明大肠经所属穴位歌诀：

手阳明穴起商阳，二间三间合谷藏，
阳溪偏历复温溜，下廉上廉三里长，
曲池肘髎五里近，臂臑肩髃巨骨当，
天鼎扶突禾髎接，鼻旁五分是迎香。

手阳明大肠经穴位主治概要：

（1）均治局部及附近组织病变。

（2）肘以下穴位可治疗头面五官疾病、大肠疾病、热病、癫狂。

（3）合谷、曲池、肩髃可治风疹、隐疹。合谷、曲池治疗范围广。

第5章 足阳明胃经

第1节 足阳明胃经经脉循行

1. 经脉循行

起于鼻，交安如颊中，旁约太阳之脉，循鼻外，入上齿中，还出挟口，环唇，下交承浆，却循颐后下廉，出大迎，循颊车，上耳前，过客主人，循发际至额颅。

其支者，从大迎前，下人迎，循喉咙，入缺盆，下膈，属胃，络脾。

其直者，从缺盆下乳内廉，下挟脐，入气街中。

其支者，起于胃下口，循腹里，下至气街中而合。——以下髀关，抵伏兔，下入膝膑中，下循胫外廉，下足跗，入中指内间。

其支者，下膝三寸而别，下入中指外间。

其支者，别跗上，入大指间，出其端。

2. 注释

颊：指鼻根凹陷处。

颐：下颌部。

客主人：上关穴。

额颅：指前额正中部。循发际而会于督脉神庭穴。

乳内廉：指乳内侧。按穴位当经乳中部。

气街：腹股沟动脉部，气冲穴。

髀关：髀指股外侧。此指股外侧髋关节前，为髀关穴所在。

伏兔：大腿前方，股四头肌隆起如伏兔处，为伏兔穴所在。

膝膑：膝指膝关节，膑指髌骨。

跗：足背部。

中指内间："指"通"趾"。间，指中趾与次趾间。

3. 经脉循行白话解

起于鼻翼两侧（迎香），上行到鼻根部，与旁侧足太阳经交会，向下沿鼻的外侧（承泣），进入上齿龈内，回出环绕口唇，向下交会于颏（kē）唇沟承浆（任脉）处，再向后沿着口腮后下方，出于下颌大迎处，沿着下颌角颊车，上行耳前，经过上关（足少阳经），沿着发际，到达前额（神庭）。

面部支脉，从大迎前下走人迎，沿着喉咙，进入缺盆部，向下通过横膈，属于胃，联络脾脏。

缺盆部直行的脉，经乳头，向下挟脐旁，进入少腹两侧气冲。

胃下口部支脉，沿着腹里向下到气冲会合，再由此下行至髀关，直抵伏兔部，下至膝盖，沿着胫骨外侧前缘，下经足跗，进入第二足趾外侧端（厉兑）。

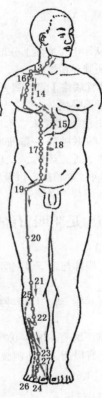

图5-1-1 足阳明胃经经脉循行示意图

胫部支脉，从膝下3寸（足三里）处分出，进入足中趾外侧端。

足跗部支脉，从跗上（冲阳）分出，进足大趾内侧端（隐白），与足太阴脾经相接。

【经脉与脏腑器官联络】胃经属胃，络脾；起于鼻，入上齿，环口挟唇，循喉咙。

【经脉主治】主治肠鸣腹胀、水肿、胃痛、呕吐或消谷善饥、口渴、咽喉肿痛、鼻衄（nǜ）、胸及膝髌等，本经循行部位疼痛、热病、发狂等，头面、目、鼻、口齿病，神志病、胃肠病，以及经脉循行部位的病证。

第2节 足阳明胃经腧穴

1. *承泣（ST1）

定位：在面部，眼球与眶下缘之间，瞳孔直下（如图5-2-1）。

主治：眼睑𥆧（rún）动、目赤肿痛、夜盲、口眼㖞斜、迎风流泪。

刺灸法：紧靠眶下缘直刺0.3~0.7寸；不宜灸。针刺时，应缓慢进针，不宜提插，以防刺破血管，引起眶内出血；禁灸。

2. *四白（ST2）

定位：在面部，眶下孔处（如图5-2-1）。

主治：目赤痛痒、目翳、眼睑眴动、迎风流泪、头面疼痛、口眼㖞斜。

刺灸法：直刺0.2～0.4寸；不宜灸。

3. 巨髎（ST3）

定位：在面部，横平鼻翼下缘，瞳孔直下（如图5-2-1）。

主治：口眼㖞斜、眼睑眴动、鼻衄、齿痛、面痛。

刺灸法：直刺0.3～0.6寸；可灸。

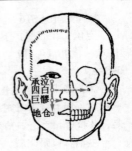

图5-2-1

4. *地仓（ST4）

定位：在面部，口角旁开0.4寸（指寸）（如图5-2-1）。

主治：口眼㖞斜、口角眴动、齿痛、流泪、唇缓不收。

刺灸法：向颊车方向平刺0.5～1.5寸；可灸。

5. 大迎（ST5）

定位：在面部，下颌角前方，咬肌附着部的前缘凹陷中，面动脉搏动处（如图5-2-2）。

主治：牙关禁闭、齿痛、口㖞、颊肿、面肿、面痛、口唇眴动。

刺灸法：避开动脉直刺0.2～0.4寸；可灸。

6. *颊车（ST6）

定位：在面部，下颌角前上方一横指（中指）（如图5-2-2）。

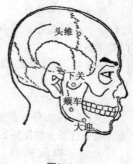

图5-2-2

注：沿下颌角角平分线上一横指，闭口咬紧牙时咬肌隆起，放松时按之有凹陷处。

主治：口眼㖞斜、颊肿、齿痛、牙关紧闭、面肌痉挛。

刺灸法：直刺0.3～0.5寸，或向地仓斜刺1～1.5寸；可灸。

7. *下关（ST7）

定位：在面部，颧弓下缘中央与下颌切迹之间凹陷中（如图5-2-2）。

主治：牙关紧闭、下颌疼痛、口㖞、面痛、齿痛、耳鸣、耳聋。

刺灸法：直刺0.5～1.2寸；可灸。

8. *头维（ST8）

定位：在头部，额角发际直上0.5寸，头正中线旁开4.5寸（如图5-2-2）。

主治：头痛、目眩、迎风流泪、眼睑眴动、视物不明、目痛。

刺灸法：向后平刺0.5～1寸；不宜灸。

9. 人迎（ST9）

定位：在颈部，横平喉结，胸锁乳突肌前缘，颈总动脉搏动处（如图5-2-3）。

主治：咽喉肿痛、高血压、头痛、瘰疬、饮食难下、胸满气喘。

刺灸法：避开颈总动脉直刺0.2~0.4寸；不宜灸。

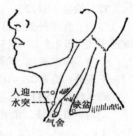

图5-2-3

10. 水突（ST10）

定位：在颈部，横平环状软骨，胸锁乳突肌前缘（如图5-2-3）。

主治：咳逆上气、喘息不得卧、咽喉肿痛、呃逆、瘰疬、瘿瘤。

刺灸法：直刺0.3~0.5寸；可灸。

11. 气舍（ST11）

定位：在胸锁乳突肌区，锁骨上小窝，锁骨胸骨端上缘，胸锁乳突肌胸骨头与锁骨头中间的凹陷中（如图5-2-3）。

主治：咽喉肿痛、喘息、呃逆、瘿气、瘰疬、颈项强痛。

刺灸法：直刺0.3~0.5寸；可灸。

12. 缺盆（ST12）

定位：在颈外侧区，锁骨上大窝，锁骨上缘凹陷中，前正中线旁开4寸（如图5-2-3）。

主治：咳嗽气喘、咽喉肿痛、缺盆中痛、瘰疬。

刺灸法：直刺0.3～0.5寸；可灸。

13. 气户（ST13）

定位：在胸部，锁骨下缘，前正中线旁开4寸（如图5-2-4）。

主治：咳喘、胸痛、呃逆、胁肋疼痛。

刺灸法：沿肋间隙向外斜刺0.5～0.8寸；可灸。

14. 库房（ST14）

定位：在胸部，第一肋间隙，前正中线旁开4寸（如图5-2-4）。

主治：咳嗽、胸痛、胁胀、气喘。

刺灸法：沿肋间隙向外斜刺0.5～0.8寸；可灸。

15. 屋翳（ST15）

定位：在胸部，第二肋间隙，前正中线旁开4寸（如图5-2-4）。

主治：咳嗽、气喘、胸痛、乳痈、身肿、皮肤疼痛。

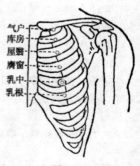

图5-2-4

刺灸法：沿肋间隙向外斜刺0.5～0.8寸；可灸。

16. 膺窗（ST16）

定位：在胸部，第三肋间隙，前正中线旁开4寸（如图5-2-4）。

主治：咳嗽、气喘、胸痛、乳痈。

刺灸法：沿肋间隙向外斜刺0.5～0.8寸；可灸。

17. 乳中（ST17）

定位：在胸部，乳头中央（如图5-2-4）。

说明：本穴不针不灸，只作胸腹部腧穴的定位标志。

18. 乳根（ST18）

定位：在胸部，第5肋间隙，前正中线旁开4寸（如图5-2-4）。

主治：乳痈、乳汁少、胸痛、咳嗽、呃逆。

刺灸法：沿肋间隙向外斜刺0.5～0.8寸；可灸。

19. 不容（ST19）

定位：在上腹部，脐中上6寸，前正中线旁开2寸（如图5-2-5）。

主治：呕吐、胃痛、腹胀、食欲不振。

刺灸法：直刺0.5～0.8寸；可灸。

20. 承满（ST20）

定位：在上腹部，脐中上5寸，前正中线旁开2寸（如图5-2-5）。

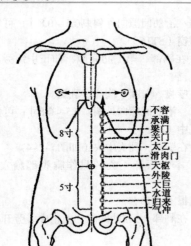

不容
承满门
梁关门
关乙
太肉门
滑
天枢
外陵巨
大道来
水冲
归
气

8寸

5寸

图5-2-5

主治：胃痛、呕吐、腹胀、肠鸣，食欲不振。

刺灸法：直刺0.5～0.8寸；可灸。

21. *梁门（ST21）

定位：在上腹部，脐中上4寸，前正中线旁开2寸（如图5-2-5）。

主治：胃痛、呕吐、腹胀、食欲不振、大便溏薄。

刺灸法：直刺0.5～0.8寸；可灸。

22. 关门（ST22）

定位：在上腹部，脐中上3寸，前正中线旁开2寸（如图5-2-5）。

主治：腹痛、腹胀、肠鸣泄泻、食欲不振、水肿。

刺灸法：直刺0.5～0.8寸；可灸。

23. 太乙（ST23）

定位：在上腹部，脐中上2寸，前正中线旁开2寸（如图5-2-5）。

主治：腹痛、腹胀、心烦、癫狂。

刺灸法：直刺0.5～0.8寸；可灸。

24. 滑肉门（ST24）

定位：在上腹部，脐中上1寸，前正中线旁开2寸（如图5-2-5）。

主治：癫狂、呕吐、腹胀、腹泻。

刺灸法：直刺0.8～1.2寸；可灸。

25. *天枢（ST25）大肠募穴

定位：在腹部，横平脐中，前正中线旁开2寸（如图5-2-5）。

主治：腹痛、腹胀、肠鸣泄泻、便秘、肠痈、热病、疝气、水肿、月经不调。

刺灸法：直刺0.8～1.2寸；可灸。

26. 外陵（ST26）

定位：在下腹部，脐中下1寸，前正中线旁开2寸（如

图5-2-5）。

主治：腹痛、疝气、痛经。

刺灸法：直刺1～1.5寸；可灸。

27. 大巨（ST27）

定位：在下腹部，脐中下2寸，前正中线旁开2寸（如图5-2-5）。

主治：小腹胀满、小便不利、遗精、早泄、惊悸不眠、疝气。

刺灸法：直刺0.8～1.2寸；可灸。

28．水道（ST28）

定位：在下腹部，脐中下3寸，前正中线旁开2寸（如图5-2-5）。

主治：小腹胀满、腹痛、痛经、小便不利。

刺灸法：直刺0.8～1.2寸；可灸。

29．*归来（ST29）

定位：在下腹部，脐中下4寸，前正中线旁开2寸（如图5-2-5）。

主治：小腹疼痛、经闭、痛经、子宫下垂、带下、疝气、茎中痛、小便不利。

刺灸法：直刺0.8～1.2寸；可灸。

30．气冲（ST30）

定位：在腹股沟区，耻骨联合上缘，前正中线旁开2寸，动脉搏动处（如图5-2-5）。

主治：小腹痛、疝气、腹股沟疼痛。

刺灸法：直刺0.8～1.2寸。

31. 髀（bì）关（ST31）

定位：在股前区，股直肌近端、缝匠肌与阔筋膜张肌3条肌肉之间凹陷中（如图5-2-6）。

主治：髀股痿痹、下肢不遂、腰腿疼痛、筋急不得屈伸。

刺灸法：直刺0.8～1.2寸；可灸。

32. *伏兔（ST32）

定位：在股前区，髌底上6寸，髂前上棘与髌底外侧端的连线上（如图5-2-6）。

主治：腿痛、下肢不遂、脚气、疝气、腹胀。

刺灸法：直刺1～2寸；可灸。

33. 阴市（ST33）

定位：在股前区，髌底上3寸，股直肌肌腱外侧缘（如图5-2-6）。

主治：膝关节痛、下肢屈伸不利、下肢不遂、腹胀、腹痛。

刺灸法：直刺1～1.5寸；可灸。

34. *梁丘（ST34）郄穴

定位：在股前区，髌底上2寸，股

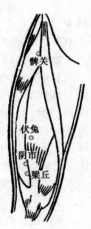

图5-2-6

外侧肌与股直肌肌腱之间（如图5-2-6）。

主治：胃痛、膝关节肿痛、屈伸不利、乳痈。

刺灸法：直刺1～1.5寸；可灸。

35. 犊鼻（ST35）

定位：在膝前区，髌韧带外侧凹陷中（如图5-2-7）。

主治：膝痛、关节屈伸不利、脚气。

刺灸法：向后内斜刺0.8～1.5寸；可灸。

36. *足三里（ST36）合穴；胃下合穴

定位：在小腿外侧，犊鼻（ST35）下3寸，犊鼻（ST35）与解溪（ST41）连线上（如图5-2-7）。

主治：胃痛、呕吐、腹胀、肠鸣、消化不良、下肢痿痹、泄泻、痢疾、便秘、疳（gān）积、癫狂、中风、脚气、水肿、下肢不遂、心悸、气短、虚劳羸（léi）瘦。本穴有强壮作用，为保健要穴。

刺灸法：直刺1～2寸；可灸。

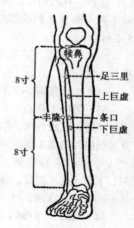

图5-2-7

37．*上巨虚（ST37）

定位：在小腿外侧，犊鼻（ST35）下6寸，犊鼻（ST35）与解溪（ST41）连线上（如图5-2-7）。

主治：腹痛、腹胀、痢疾、便秘、肠痈、中风瘫痪、脚气、下肢痿痹。

刺灸法：直刺1～1.5寸；可灸。

38．条口（ST38）

定位：在小腿外侧，犊鼻（ST35）下8寸，犊鼻（ST35）与解溪（ST41）连线上（如图5-2-7）。

主治：肩臂不得举、下肢冷痹、脘腹疼痛、跗（fū）肿、转筋。

刺灸法：直刺1～1.5寸；可灸。

39．*下巨虚（ST39）小肠下合穴

定位：在小腿外侧，犊鼻（ST35）下9寸，犊鼻（ST35）与解溪（ST41）连线上（如图5-2-7）。

主治：小腹痛、腰脊痛引睾丸、乳痈、下肢痿痹、泄泻、大便脓血。

刺灸法：直刺1～1.5寸；可灸。

40．*丰隆（ST40）络穴

定位：在小腿外侧，外踝尖上8寸，胫骨前肌的外缘（如图5-2-7）。

主治：痰多、哮喘、咳嗽、胸痛、头痛、便秘、癫狂、痫（xián）证、下肢痿痹、呕吐。

刺灸法：直刺1~1.5寸；可灸。

41. *解溪（ST41）经穴

定位：在踝区，踝关节前面中央凹陷中，当拇长伸肌腱与趾长伸肌腱之间（如图5-2-8）。

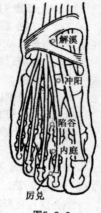

图5-2-8

主治：头痛、眩晕、癫狂、腹胀、便秘、下肢痿痹、目赤、胃热谵（zhān）语。

刺灸法：直刺0.5~1寸；可灸。

42. 冲阳（ST42）原穴

定位：在足背，第二跖骨基底部与中间楔状骨关节处，可触及足背动脉（如图5-2-8）。

主治：胃痛、腹胀、口眼㖞斜、面肿齿痛、足痿无力、脚背红肿。

刺灸法：避开动脉，直刺0.3~0.5寸；可灸。

43. 陷谷（ST43）输穴

定位：在足背，第二、第三跖骨间，第二跖趾关节近端凹陷中（如图5-2-8）。

主治：面目浮肿、肠鸣腹泻、足背肿痛、热病、目赤肿痛。

刺灸法：直刺0.3~0.5寸；可灸。

44．*内庭（ST44）荥穴

定位：在足背，第二、第三趾间，趾蹼缘后方赤白肉际处（如图5-2-8）。

主治：齿痛、口喝、喉痹、鼻衄、腹痛、腹胀、痢疾、泄泻、足背肿痛、热病、胃痛吐酸。

刺灸法：直刺0.3~0.5寸；可灸。

45．*厉兑（ST45）井穴

定位：在足趾，第二趾末节外侧，趾甲根角侧后方0.1寸（指寸）（如图5-2-8）。

主治：面肿、齿痛、口喝、鼻衄、胸腹胀满、热病、多梦、癫狂。

刺灸法：浅刺0.1寸。

足阳明胃经所属穴位歌诀：

四十五穴足阳明，承泣四白巨髎经，

地仓大迎颊车对，下关头维和人迎，

水突气舍连缺盆，气户库房屋翳屯，

膺窗乳中连乳根，不容承满梁门起，

关门太乙滑肉门，天枢外陵大巨存，

水道归来气冲穴，髀关伏兔走阴市，

梁丘犊鼻足三里，上巨虚连条口位，

下巨虚跳上丰隆，解溪冲阳陷谷中，

又次内庭厉兑穴，大趾次趾之端终。

足阳明胃经穴位主治概要：

（1）头面部穴位以局部及附近组织病变为主：面、口、耳、目、头。

（2）颈部穴位以局部为主：咽喉，瘿瘤。

（3）胸部穴位：心、胸、肺、乳房。

（4）上腹部穴位：脾、胃、肠。

（5）下腹部穴位：泌尿生殖系、胃肠。

（6）股部穴位：股病，腹痛。

（7）膝以下穴位：脾、胃、肠病变，水液病，神志病，头面五官及局部病变。

（8）脚上穴位：热病，局部病。

第6章 足太阴脾经

第1节 足太阴脾经经脉循行

1. 经脉循行

起于大指之端，循指内侧白肉际，过核骨后，上内踝前廉，上腨（zhuān）内，循胫骨后，交出厥阴之前，上循膝股内前廉，入腹，属脾，络胃，上膈，挟咽，连舌本，散舌下。

其支者，复从胃别，上膈，注心中。

脾之大络，名曰大包，出渊液下3寸，布胸胁。

2. 注释

白肉际：足底或手掌面的边界，又称赤白肉际。

核骨：第一跖（zhí）趾关节隆突。

腨：小腿肚，即腓肠肌部。

咽：指食道。

舌本：舌根部。

3. 经脉循行白话解

起于足大趾末端（隐白），沿着大趾内侧赤白肉际，经过大趾本节后的第一跖趾关节后面，上行至内踝前面，再上小腿，沿着胫骨后面，交出足厥阴经的前面，经膝股部内侧前缘，进入腹部，属于脾脏，联络胃，通过横膈上行,挟咽部两旁,连系舌根,分散于舌下。

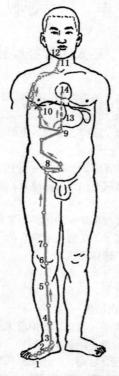

图6-1-1 足太阴脾经经脉循行示意图

胃部支脉，向上通过横膈，流注于心中，与手少阴心经相接。

【经脉与脏腑器官联络】脾经属脾，络胃，流注心中；挟咽，连舌本，散舌下。

【经脉主治】主治胃脘痛、食则呕、嗳气、腹胀便溏、黄疸、身重无力、舌根强痛、下肢内侧肿胀、厥冷等，脾胃病、妇科病、前阴病和经脉循行部位的病证。

第2节 足太阴脾经腧穴

1. *隐白（SP1）井穴

定位：在足趾，大趾末节内侧，趾甲根角侧后方0.1寸（指寸）（如图6-2-1）。

主治：腹胀、便血、尿血、崩漏、月经过多、癫狂、多梦、惊风、昏厥、胸痛。

刺灸法：浅刺0.1寸，或用三棱针点刺出血；可灸。

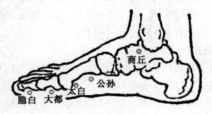

图6-2-1

2. 大都（SP2）荥穴

定位：在足趾，第一跖趾关节远端赤白肉际凹陷中（如图6-2-1）。

主治：腹胀、胃痛、消化不良、泄泻、便秘、热病无汗、体重肢肿、心痛、心烦。

刺灸法：直刺0.3~0.5寸；可灸。

3. *太白（SP3）输穴；原穴

定位：在跖区，第一跖趾关节近端赤白肉际凹陷中（如图6-2-1）。

主治：胃痛、腹胀、腹痛、肠鸣、呕吐、泄泻、痢疾、便秘、痔疾、脚气、体重节痛。

刺灸法：直刺0.8~1寸；可灸。

4. *公孙（SP4）络穴；八脉交会穴之一，通于冲脉

定位：在跖区，第一跖骨底的前下缘赤白肉际处（如图6-2-1）。

主治：胃痛、呕吐、饮食不化、肠鸣腹胀、腹痛、泄泻、痢疾、心烦失眠、水肿、发狂妄言、嗜卧、脚气。

刺灸法：直刺0.5~1寸；可灸。

5. 商丘（SP5）经穴

定位：在踝区，内踝前下方，舟骨粗隆与内踝尖连线中点凹陷中（如图6-2-1）。

主治：腹胀、肠鸣、泄泻、便秘、饮食不化、黄疸、怠惰嗜卧、癫狂、小儿癫痫、咳嗽、足踝痛、痔疾。

刺灸法：直刺0.5～0.8寸；可灸。

6. *三阴交（SP6）肝、脾、肾三经交会穴

定位：在小腿内侧，内踝尖上3寸，胫骨内侧缘后际（如图6-2-2）。

主治：肠鸣泄泻、腹胀、饮食不化、月经不调、崩漏、赤白带下、阴挺、经闭、痛经、难产、产后血晕、恶露不尽、遗精、阳痿、早泄、阴茎痛、疝气、水肿、小便不利、遗尿、足痿痹痛、脚气、失眠、湿疹、荨（qián）麻疹、高血压、神经性皮炎、不孕。

刺灸法：直刺1～1.5寸；可灸。孕妇不宜针。

7. 漏谷（SP7）

定位：在小腿内侧，内踝尖上6寸，胫骨内侧缘后际（如图6-2-2）。

主治：腹胀、肠鸣、腰膝厥冷、小便不利、遗精、下肢痿痹。

刺灸法：直刺1～1.5寸；可灸。

8. *地机（SP8）郄穴

定位：在小腿内侧，阴陵泉（SP9）下3寸，胫骨内侧缘后际

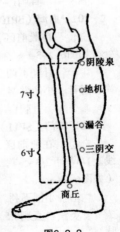

图6-2-2

（如图6-2-2）。

主治：腹痛、泄泻、小便不利、水肿、月经不调、遗精、腰痛不可俯仰、食欲不振。

刺灸法：直刺1~1.5寸；可灸。

9. *阴陵泉（SP9）合穴

定位：在小腿内侧，胫骨内侧髁下缘与胫骨内侧缘之间的凹陷中（如图6-2-2）。

主治：腹胀、水肿、小便不利或失禁、阴茎痛、妇人阴痛、遗精、膝痛、黄疸。

刺灸法：直刺1~2寸；可灸。

10. *血海（SP10）

定位：在股前区，髌底内侧端上2寸，股内侧肌隆起处（如图6-2-3）。

主治：月经不调、痛经、经闭、崩漏、瘾疹、皮肤瘙痒、丹毒、小便淋漓、股内侧痛。

刺灸法：直刺1~1.2寸；可灸。

11. 箕门（SP11）

定位：在股前区，髌底内侧端与冲门（SPI2）的连线上1/3与下2/3交点，长收肌和缝匠肌交角的动脉搏动处（如图6-2-3）。

主治：小便不利、遗溺、腹股沟肿痛。

刺灸法：直刺0.5~1寸；不宜灸。针刺时必须避开动脉。

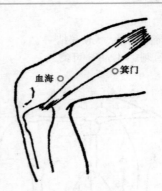

血海 ○   ○箕门

图6-2-3

12. 冲门（SP12）

定位：在腹股沟区，腹股沟斜纹中，髂外动脉搏动处的外侧（如图6-2-4）。

主治：腹痛、疝气、痔疾、崩漏、带下。

刺灸法：直刺0.5～1寸；可灸。

13. 府舍（SP13）

定位：在下腹部，脐中下4.3寸，前正中线旁开4寸（如图6-2-4）。

主治：腹痛、疝气、积聚。

刺灸法：直刺0.8～1.2寸；可灸。

14. 腹结（SP14）

定位：在下腹部，脐中下1.3寸，前正中线旁开4寸

（如图6-2-4）。

主治：腹痛、腹泻、大便秘结。

刺灸法：直刺1～1.5寸；可灸。

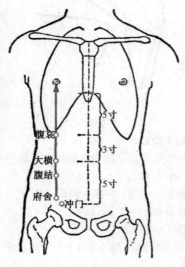

图6-2-4

15. *大横（SP15）

定位：在腹部，脐中旁开4寸（如图6-2-4）。

主治：腹痛、腹泻、大便秘结。

刺灸法：直刺1～1.5寸；可灸。

16. 腹哀（SP16）

定位：在上腹部，脐中上3寸，前正中线旁开4寸（如图6-2-4）。

主治：腹痛、泄泻、痢疾、便秘、消化不良。

刺灸法：直刺1～1.5寸；可灸。

17. 食窦（SP17）

定位：在胸部，第五肋间隙，前正中线旁开6寸（如图6-2-5）。

主治：胸胁胀痛、嗳（ǎi）气、反胃、腹胀、水肿。

刺灸法：斜刺或向外平刺0.5～0.9寸；可灸。本经自食窦至大包诸穴，内有肺脏均不可深刺。

18. 天溪（SP18）

定位：在胸部，第四肋间隙，前正中线旁开6寸（如图6-2-5）。

主治：胸痛、咳嗽、乳痈、乳汁少。

刺灸法：斜刺或向外平刺0.5～0.8寸；可灸。

19. 胸乡（SP19）

定位：在胸部，第三肋间隙，前正中线旁开6寸（如图6-2-5）。

主治：胸胁胀痛。

刺灸法：斜刺或向外平刺0.5～0.8寸；可灸。

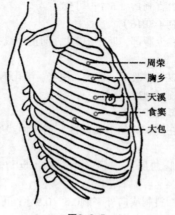

图6-2-5

20. 周荣（SP20）

定位：在胸部，第二肋间隙，前正中线旁开6寸（如图6-2-5）。

主治：胸胁胀痛、咳嗽、气喘、胁痛。

刺灸法：斜刺或向外平刺0.5～0.8寸；可灸。

21. *大包（SP21）脾之大络

定位：在胸外侧区，第六肋间隙，在腋中线上（如图6-2-5）。

主治：胸胁胀痛、咳嗽、气喘、全身疼痛、四肢无力。

刺灸法：斜刺或向后平刺0.5～0.8寸；可灸。

足太阴脾经所属穴位歌诀：

足太阴经脾中州，隐白在足大趾头，

大都太白公孙咸，商丘三阴交可求，

漏谷地机阴陵泉，血海箕门冲门开，

府舍腹结大横排，腹哀食窦天溪连，

胸乡周荣大包尽，二十一穴太阴全。

足太阴脾经穴位主治概要：

（1）膝以下穴位：脾胃病、小便病、水肿、生殖系病、局部病、神志病。

（2）股部穴位：生殖系病、皮肤病、局部病。

（3）胸、腹部穴位：局部病。

第7章　手少阴心经

第1节　手少阴心经经脉循行

1. 经脉循行

起于心中，出属心系，下膈，络小肠。

其支者，从心系，上挟咽，系目系。

其直者，复从心系却上肺，下出腋下，下循臑内后廉，行太阴、心主之后，下肘内，循臂内后廉，抵掌后锐骨之端，入掌内后廉，循小指之内，出其端。

2. 注释

心系：指心与各脏相连的组织。

却：进而退转。

锐骨：豌豆骨。

3. 经脉循行白话解

起于心中，出属"心系"（心与其他脏器相联系的部位），通过横膈，联络小肠。

"心系"向上的支脉，挟着咽喉上行，连系于"目系"（眼球连系于脑的部位）。

"心系"直行的脉，上行于肺部，再向下出于腋窝部（极泉），沿着上臂内侧后缘，行于手太阴经和手厥阴经后面，到达肘窝，沿前臂内侧后缘，到掌后豌豆骨部进入掌内,沿小指内侧至末端(少冲),与手太阳小肠经相接。

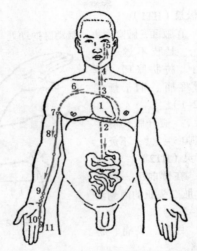

图7-1-1 手少阴心经经脉循行示意图

【经脉与脏腑器官联络】心经属心,络小肠,上肺;挟咽,系目。

【经脉主治】主治心痛、咽干、口渴、目黄、胁痛、上臂内侧痛、手心发热等,心、胸、神志病和经脉循行部位的病证。

第2节　手少阴心经腧穴

1. *极泉（HT1）

定位：在腋区，腋窝中央，腋动脉搏动处。

主治：上肢不遂、心痛、胸闷、胁肋胀痛、瘰疬、肩臂疼痛、咽干烦渴（如图7-2-1）。

刺灸法：避开腋动脉，直刺或斜刺0.5～1寸；不灸。

2. 青灵（HT2）

定位：在臂前区，肘横纹上3寸，肱二头肌的内侧沟中（如图7-2-1）。

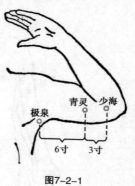

图7-2-1

主治：目黄、头痛、胁痛、肩臂痛。

刺灸法：直刺0.5～1寸；可灸。

3. *少海（HT3）合穴

定位：在肘前区，横平肘横纹，肱骨内上髁前缘（如图7-2-1）。

主治：心痛、臂麻酸痛、手颤、健忘、暴喑、肘臂伸屈不利、瘰疬、腋胁痛。

刺灸法：直刺0.5～1寸；可灸。

4. 灵道（HT4）经穴

定位：在前臂前区，腕掌侧远端横纹上1.5寸，尺侧腕屈肌腱的桡侧缘（如图7-2-2）。

主治：心痛、心悸怔忡（chōng）、暴喑、舌强不语、头晕目眩、肘臂挛痛。

刺灸法：直刺0.2～0.5寸；可灸。

5. *通里（HT5）络穴

定位：在前臂前区，腕掌侧远端横纹上1寸，尺侧屈腕肌腱的桡侧缘（如图7-2-2）。

主治：暴喑、舌强不语、心悸怔忡、腕臂痛。

刺灸法：直刺0.2～0.5寸；可灸。

6. *阴郄（HT6）郄穴

定位：在前臂前区，腕掌侧远端横纹上0.5寸，尺侧屈腕肌腱的桡侧缘（如图7-2-2）。

主治：心痛、惊悸、吐血、衄血、失语、骨蒸盗汗。

刺灸法：直刺0.2～0.5寸；可灸。

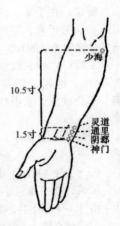

图7-2-2

7. *神门（HT7）输穴；原穴

定位：在腕前区，腕掌侧远端横纹尺侧端，尺侧屈腕肌腱的桡侧缘（如图7-2-2）。

主治：心痛、心烦、健忘失眠、惊悸怔忡、痴呆、癫狂痫证、掌中热、头痛、眩晕、失音。

刺灸法：直刺0.2～0.5寸；可灸。

8. 少府（HT8）荥穴

定位：在手掌，横平第五掌指关节近端，第四、第五掌骨之间（如图7-2-3）。

主治：心悸、胸痛、小便不利、遗尿、阴痒、阴痛、小指拘急、掌中热、善惊。

刺灸法：直刺0.3～0.5寸。

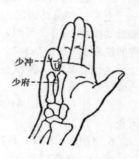

图7-2-3

9. *少冲（HT9）井穴

定位：在手指，小指末节桡侧，指甲根角侧上方0.1寸（指寸）（如图7-2-3）。

主治：心悸、心痛、癫狂、热病、中风昏迷、臂内后廉痛。

刺灸法：浅刺0.1寸，或点刺出血；可灸。

手少阴心经所属穴位歌诀：

九穴心经手少阴，极泉青灵少海深，
灵道通里阴郄邃，神门少府少冲存。

手少阴心经穴位主治概要：

（1）极泉、青灵可治心胸病，局部病。

（2）肘以下部位可治心胸病、神志病、局部病、泻心经火热，治疗心经所过头面五官病。

第8章　手太阳小肠经

第1节　手太阳小肠经经脉循行

1.　经脉循行

起于小指之端，循手外侧上腕，出踝中，直上循臂骨下廉，出肘内侧两骨之间，上循，臑外后廉，出肩解，绕肩胛，交肩上，入缺盆，络心，循咽，下膈，抵胃，属小肠。

其支者，从缺盆循颈，上颊，至目锐眦，却入耳中。

其支者，别颊上䪼（zhuō），抵鼻，至目内眦（斜络于颧）。

2.　注释

踝：此指尺骨小头部隆起处。因此部似足外踝。

臂骨：此指尺骨。

两骨：肘内侧两尖骨，即尺骨鹰嘴与肱骨内上髁。

肩解：肩关节部。

肩胛：肩胛骨冈下窝部。

肩上：肩胛冈上方及其内侧。

咽：食管。

目锐眦：眼外角。

3.　经脉循行白话解

起于手小指外侧端（少泽），沿手背外侧至腕部，出于尺骨茎突，直上沿前臂外侧后缘，经尺骨鹰嘴和肱骨内上髁（kē）之间，沿上臂外侧后缘，出于肩关节，绕行肩胛部，交会于大椎（督脉），向下进入缺盆部，联络心脏，沿着食管，通过横膈，到达胃部，属于小肠。

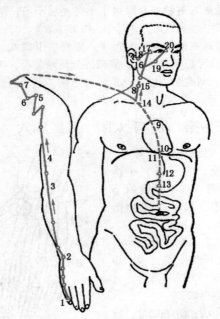

图8-1-1 手太阳小肠经经脉循行示意图

缺盆部支脉，沿着颈部，上达面颊，至目外眦（zì），转入耳中（听宫）。

颊部支脉，上行目眶下，抵于鼻旁，至目内眦（睛明），与足太阳膀胱经相接，而又斜行络于颧骨部。

【经脉与脏腑器官联络】小肠经属小肠，络心，抵胃；循咽，至目锐眦，入耳中，抵鼻。

【经脉主治】主治少腹痛、腰脊痛引睾丸、耳聋、目黄、颊肿、咽喉肿痛、肩臂外侧后缘痛等，头、项、耳、目、咽喉病，以及热病、神志病，经脉循行部位的病证。

第2节　手太阳小肠经腧穴

1. *少泽（SI1）井穴

定位：在手指，小指末节尺侧，指甲根角侧上方0.1寸（指寸）（如图8-2-1）。

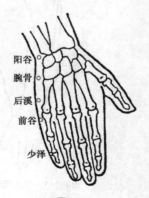

阳谷
腕骨
后溪
前谷

少泽

图8-2-1

主治：头痛、目翳、咽喉肿痛、乳痛、乳汁少、昏迷、热病、耳鸣、耳聋、肩臂外后侧疼痛。

刺灸法：斜刺0.1寸，或点刺出血；可灸。

2. 前谷（SI2）荥穴

定位：在手指，第五掌指关节尺侧远端赤白肉际凹陷中（如图8-2-1）。

主治：热病汗不出、疟疾、癫狂、痫证、耳鸣、头痛、目痛、咽喉肿痛、乳少。

刺灸法：直刺0.2～0.3寸；可灸。

3. *后溪（SI3）输穴；八脉交会穴，通于督脉

定位：在手内侧，第五掌指关节尺侧近端赤白肉际凹陷中（如图8-2-1）。

主治：头项强痛、耳聋、热病、疟疾、癫狂、痫证、盗汗、目眩、目赤、咽喉肿痛。

刺灸法：直刺0.5～1寸；可灸。

4. *腕骨（SI4）原穴

定位：在腕区，第五掌骨底与三角骨之间的赤白肉际凹陷中（如图8-2-1）。

主治：头痛、项强、耳鸣耳聋、目翳、指挛臂痛、热病汗不出、疟疾、胁痛。

刺灸法：直刺0.3～0.5寸；可灸。

5. 阳谷（SI5）经穴

定位：在腕后区，尺骨茎突与三角骨之间的凹陷中（如图8-2-1）。

主治：头痛、目眩、耳鸣、耳聋、热病、癫狂痫、腕痛。

刺灸法：直刺或斜刺0.5～0.8寸；可灸。

6. 养老（SI6）郄穴

定位：在前臂后区，腕背横纹上1寸，尺骨头桡侧凹陷中（如图8-2-2）。

主治：目视不明、肩臂疼痛。

刺灸法：直刺或斜刺0.5～0.8寸；可灸。

7. *支正（SI7）络穴

定位：在前臂后区，腕背侧远端横纹上5寸，尺骨尺侧与尺侧腕屈肌之间（如图8-2-2）。

主治：项强、肘挛、手指痛、头痛、热病、目眩、癫狂。

刺灸法：直刺0.3～0.8寸；可灸。

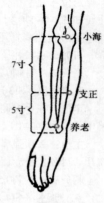

图8-2-2

8. 小海（SI8）合穴

定位：在肘后区，尺骨鹰嘴与肱骨内上髁之间凹陷处（如图8-2-2）。

主治：肘臂疼痛、癫痫、耳鸣、耳聋。

刺灸法：直刺0.3～0.5寸；可灸。

9. 肩贞（SI9）

定位：在肩胛区，肩关节后下方，腋后纹头直上1寸（如图8-2-3）。

主治：肩胛痛、手臂麻痛、上肢不举、缺盆中痛。

刺灸法：直刺1～1.5寸；可灸。

10. 臑俞（SI10）

定位：在肩胛区，腋后纹头直上，肩胛冈下缘凹陷中（如图8-2-3）。

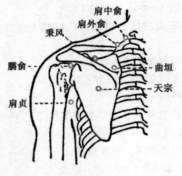

图8-2-3

主治：肩臂疼痛、瘰疬。

刺灸法：直刺0.8～1.2寸；可灸。

11. *天宗（SI11）

定位：在肩胛区，肩胛冈中点与肩胛骨下角连线的上1/3与下2/3交点凹陷中（如图8-2-3）。

主治：肩胛疼痛、肘臂后外侧疼痛、气喘、乳痈。

刺灸法：直刺或斜刺0.5～1寸；可灸。

12. 秉风（SI12）

定位：在肩胛区，肩胛冈中点上方冈上窝中（如图8-2-3）。

主治：肩臂疼痛、上肢酸麻。

刺灸法：直刺0.5～1寸；可灸。

13. 曲垣（yuán）（SI13）

定位：在肩胛区，肩胛冈内侧端上缘凹陷中（如图8-2-3）。

主治：肩胛部疼痛、拘挛。

刺灸法：直刺0.3～0.5寸；可灸。

14. 肩外俞（SI14）

定位：在脊柱区，第一胸椎棘突下，后正中线旁开3寸（如图8-2-3）。

主治：肩背酸痛、颈项强急。

刺灸法：斜刺0.5～0.8寸；可灸。

15. 肩中俞（SI15）

定位：在脊柱区，第七颈椎棘突下，后正中线旁开2寸（如图8-2-3）。

主治：肩背疼痛、咳嗽、哮喘。

刺灸法：斜刺0.5～0.8寸；可灸。

16. 天窗（SI16）

定位：在颈部，横平喉结，胸锁乳突肌的后缘（如图8-2-4）。

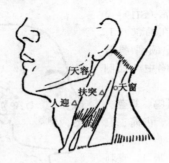

图8-2-4

主治：耳鸣、耳聋、咽喉肿痛、颈项强痛、暴喑、瘾疹、癫狂。

刺灸法：直刺0.3～0.5寸；可灸。

17．天容（SI17）

定位：在颈部，下颌角后方，胸锁乳突肌的前缘凹陷中（如图8-2-4）。

主治：耳鸣、耳聋、咽喉肿痛、颈项强痛。

刺灸法：直刺0.5～1寸；可灸。

18．*颧髎（SI18）

定位：在面部，颧骨下缘，目外眦直下的凹陷中（如图8-2-5）。

主治：口眼㖞斜、眼睑瞤动、齿痛、唇肿。

刺灸法：直刺0.3～0.5寸，或斜刺0.5～1寸；可灸。

19. *听宫（SI19）

定位：在面部，耳屏正中与下颌骨髁状突之间的凹陷中（如图8-2-5）。

主治：耳鸣、耳聋、聤（tīng）耳、齿痛、癫狂痫。

刺灸法：张口，直刺0.5～1寸；可灸。

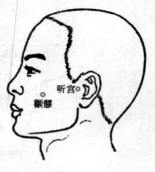

图8-2-5

手太阳小肠经所属穴位歌诀：

手太阳穴一十九，少泽前谷后溪数，
腕骨阳谷养老强，支正小海外辅肘，
肩贞臑俞结天宗，臑外秉风曲垣首，
肩外俞连肩中俞，天窗巧与天容偶，
锐骨之尖上颧髎，听宫耳前珠上走。

手太阳小肠经穴位主治概要：

（1）腕以下穴位：小肠经所过头面五官病、热病，部分神志病、项强、局部病（少泽通乳）。

（2）腕至肘的穴位：热病、头目疾患、面颊病、上肢病、癫狂痫、局部病变。

（3）肩周围及颈项、头面穴位：局部病变。

第9章　足太阳膀胱经

第1节　足太阳膀胱经经脉循行

1. 经脉循行

起于目内眦，上额，交巅。

其支者，从巅至耳上角。

其直者，从巅入络脑，还出别下项，循肩膊内，挟脊，抵腰中，入循膂（心），络肾，属膀胱。

其支者，从腰中下挟脊贯臀，入腘中。

其支者，从膊内左右，别下贯胛，挟脊内，过髀枢，循髀外后廉，下合腘中，以下贯踹内，出外踝之后，循京骨，至小指外侧。

2. 注释

巅：指头顶最高处。

耳上角：耳上方。

肩膊：肩胛部。

膂：夹脊两旁的肌肉。

髀枢：髋关节，当股骨大转子处，为环跳穴所在。

髀外：大腿外侧。

京骨—第五跖骨粗隆部。

3. 经脉循行白话解

起于目内眦（睛明），上额，交于巅顶（百会）。

巅顶部的支脉：从头顶到颞（niè）颥（rú）部。

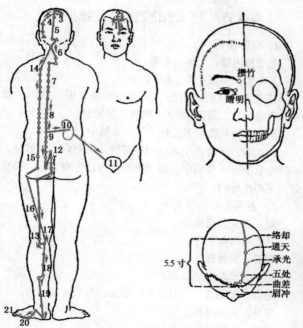

图9-1-1 足太阳膀胱经经脉循行示意图

巅顶部直行的脉，从头顶入里络于脑，回出分开下行项后，沿着肩胛部内侧，挟着脊柱，到达腰部，从脊旁肌肉进入体腔，联络肾脏，属于膀胱。

腰部的支脉，向下通过臀部，进入腘窝中。

后项的支脉，通过肩胛骨内缘直下，经过臀部（环跳）下行，沿着大腿后外侧，与腰部下来的支脉会合于腘窝中，由此向下，通过腓（féi）肠肌，出于外踝的后面，沿着第五跖骨粗隆，至小趾外侧端（至阴），与足少阴肾经相接。

【经脉与脏腑器官联络】膀胱经属膀胱，络肾；起于目内眦，至耳上角，入络脑。

【经脉主治】主治小便不通、遗尿、癫狂、疟疾、目痛、迎风流泪、鼻塞多涕、鼻衄、头痛，以及项、背、股、臀部和下肢后侧本经循行部位疼痛等，头、项、目、背、腰、下肢部病证，脏腑、神志病。

第2节 足太阳膀胱经腧穴

1. *睛明（BL1）

定位：在面部，目内眦内上方眶内侧壁凹陷中（如图9-2-1）。

主治：目赤肿痛、迎风流泪、胬（nǔ）肉攀睛、视物不明、近视、夜盲、目翳、急性腰扭伤。

刺灸法：嘱闭目，医者左手轻推眼球向外侧固定，右手缓慢进针，紧靠眶缘直刺0.3~0.5寸；不宜灸。针刺本穴容易引起内出血，出针后需用消毒干棉球按压片刻。不捻转，不提插。

2. *攒（cuán）竹（BL2）

定位：在面部，眉头凹陷中，额切迹处（如图9-2-1）。

主治：前额痛，眉棱骨痛、目眩、目视不明、目赤肿痛、近视、眼睑瞤动、面瘫。

刺灸法：平刺0.5~0.8寸；不宜灸。

3. 眉冲（BL3）

定位：在头部，额切迹直上入发际0.5寸（如图9-2-2）。

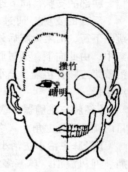

图9-2-1

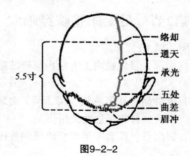

5.5寸

- 络却
- 通天
- 承光
- 五处
- 曲差
- 眉冲

图9-2-2

主治：痫证、头痛、眩晕、目视不明、鼻塞。

刺灸法：平刺0.3～0.5寸；不宜灸。

4. 曲差（BL4）

定位：在头部，前发际正中直上0.5寸，旁开1.5寸。神庭（GV24）与头维（ST8）连线的内1/3与外2/3的交点处（如图9-2-2）。

主治：头痛、眩晕、目视不明、目痛、鼻塞。

刺灸法：平刺0.5～0.8寸；可灸。

5. 五处（BL5）

定位：在头部，前发际正中直上1寸，旁开1.5寸（如图9-2-2）。

主治：头痛、目眩、目视不明。

刺灸法：平刺0.5～0.8寸；可灸。

6. 承光（BL6）

定位：在头部，前发际正中直上2.5寸，旁开1.5寸（如图9-2-2）。

主治：头痛、目眩、目视不明、鼻塞多涕、癫痫。

刺灸法：平刺0.5～0.8寸；可灸。

7. 通天（BL7）

定位：在头部，前发际正中直上4寸，旁开1.5寸。承光（BL6）与络却（BL8）中点（如图9-2-2）。

主治：头痛、头重、眩晕、鼻塞、鼻渊。

刺灸法：平刺0.3～0.5寸；可灸。

8. 络却（BL8）

定位：在头部，前发际正中直上5.5寸，旁开1.5寸（如图9-2-2）。

主治：眩晕、耳鸣、鼻塞、癫狂、痫证、目视不明。

刺灸法：平刺0.3～0.5寸；可灸。

9. 玉枕（BL9）

定位：在头部，横平枕外隆凸上缘，后发际正中旁开1.3寸。斜方肌外侧缘直上与枕外隆凸上缘水平线的交点，横平脑户（GV17）（如图9-2-3）。

主治：头痛、目痛、鼻塞。

刺灸法：平刺0.3～0.5寸；可灸。

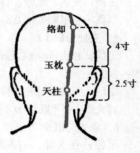

图9-2-3

10. *天柱（BL10）

定位：在颈后区，横平第二颈椎棘突上际，斜方肌外缘凹陷中（如图9-2-3）。

主治：头痛、项强、眩晕、目赤肿痛、肩背痛、鼻塞。

刺灸法：直刺或斜刺0.5～0.8寸，不可向内上方深刺；可灸。

11. 大杼（zhù）（BL11）八会穴之骨会

定位：在脊柱区，第一胸椎棘突下，后正中线旁开1.5寸（如图9-2-4）。

主治：咳嗽、发热、头痛、肩背痛、颈项拘急。

刺灸法：斜刺0.5～0.8寸；可灸。本经背部诸穴不宜深刺，以免伤及内部重要脏器。

12. *风门（BL12）

定位：在脊柱区，第二胸椎棘突下，后正中线旁开1.5寸（如图9-2-4）。

主治：伤风咳嗽、发热头痛、目眩、项强、胸背痛、鼻塞多涕。

刺灸法：斜刺0.5～0.8寸；可灸。

13. *肺俞（BL13）肺背俞穴

定位：在脊柱区，第三胸椎棘突下，后正中线旁开1.5寸（如图9-2-4）。

主治：咳嗽、气喘、胸满、背痛、潮热、盗汗、骨蒸、鼻塞。

刺灸法：斜刺0.5～0.8寸，不宜深刺，以免伤及内部重要脏器；可灸。

14. 厥阴俞（BL14）心包背俞穴

定位：在脊柱区，第四胸椎棘突下，后正中线旁开1.5寸（如图9-2-4）。

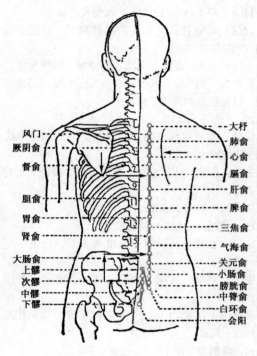

图9-2-4

主治：心痛、心悸、胸闷、咳嗽、呕吐。

刺灸法：斜刺0.5～0.8寸；可灸。

15. *心俞（BL15）心背俞穴

定位：在脊柱区，第五胸椎棘突下，后正中线旁开1.5寸（如图9-2-4）。

主治：癫狂、痫证、惊悸、失眠、健忘、心烦、盗汗、咳嗽、吐血、梦遗、心痛、胸背痛。

刺灸法：斜刺0.5~0.8寸，不宜深刺，以免伤及内部重要脏器；可灸。

16. 督俞（BL16）

定位：在脊柱区，第六胸椎棘突下，后正中线旁开1.5寸（如图9-2-4）。

主治：心痛、腹痛、腹胀、肠鸣、呃逆。

刺灸法：斜刺0.5~0.8寸；可灸。

17. *膈俞（BL17）八会穴之血会

定位：在脊柱区，第七胸椎棘突下，后正中线旁开1.5寸（如图9-2-4）。

主治：胃脘痛、呕吐、呃逆、饮食不下、咳嗽、吐血、潮热、盗汗、瘾疹。

刺灸法：斜刺0.5~0.8寸；可灸。

18. *肝俞（BL18）肝背俞穴

定位：在脊柱区，第九胸椎棘突下，后正中线旁开1.5寸（如图9-2-4）。

主治：黄疸、胁痛、吐血、目赤、目视不明、眩晕、夜盲、癫狂、背痛。

刺灸法：斜刺0.5～0.8寸，不宜深刺，以免伤及内部重要脏器；可灸。

19. *胆俞（BL19）胆背俞穴

定位：在脊柱区，第十胸椎棘突下，后正中线旁开1.5寸（如图9-2-4）。

主治：黄疸、胁痛、呕吐、食不化、口苦。

刺灸法：斜刺0.5～0.8寸；可灸。

20. *脾俞（BL20）脾背俞穴

定位：在脊柱区，第十一胸椎棘突下，后正中线旁开1.5寸（如图9-2-4）。

主治：腹胀、泄泻、呕吐、胃痛、消化不良、水肿、背痛、黄疸、便血。

刺灸法：直刺0.5～1寸；可灸。

21. *胃俞（BL21）胃背俞穴

定位：在脊柱区，第十二胸椎棘突下，后正中线旁开1.5寸（如图9-2-4）。

主治：胃脘痛、腹胀、呕吐、完谷不化、肠鸣、胸胁痛。

刺灸法：直刺0.5～1寸；可灸。

22. 三焦俞（BL22）三焦背俞穴

定位：在脊柱区，第一腰椎棘突下，后正中线旁开1.5寸（如图9-2-4）。

主治：胃脘痛、腹胀、呕吐、完谷不化、肠鸣、胸胁痛。

刺灸法：直刺0.5~1寸；可灸。

23. *肾俞（BL23）肾背俞穴

定位：在脊柱区，第二腰椎棘突下，后正中线旁开1.5寸（如图9-2-4）。

主治：遗精、阳痿、早泄、不孕、不育、遗尿、月经不调、带下、腰背酸痛、头昏、耳鸣、耳聋、小便不利、水肿、咳喘少气。

刺灸法：直刺0.5~1寸；可灸。

24. 气海俞（BL24）

定位：在脊柱区，第三腰椎棘突下，后正中线旁开1.5寸（如图9-2-4）。

主治：腰痛、痛经、肠鸣、痔疾。

刺灸法：直刺0.5~1寸；可灸。

25. *大肠俞（BL25）大肠背俞穴

定位：在脊柱区，第四腰椎棘突下，后正中线旁开1.5寸（如图9-2-4）。

主治：腰脊疼痛、腹痛、腹胀、泄泻、便秘、痢疾。

刺灸法：直刺0.5~1.2寸；可灸。

26. 关元俞（BL26）

定位：在脊柱区，第五腰椎棘突下，后正中线旁开1.5寸（如图9-2-4）。

主治：腹胀、泄泻、小便不利、遗尿、腰痛。

刺灸法：直刺0.5～1.2寸；可灸。

27. 小肠俞（BL27）小肠背俞穴

定位：在骶区，横平第一骶后孔，骶正中嵴旁开1.5寸（如图9-2-4）。

主治：遗精、遗尿、带下、小腹胀痛、泄泻、痢疾、腰腿痛。

刺灸法：直刺0.8～1.2寸；可灸。

28. *膀胱俞（BL28）膀胱背俞穴

定位：在骶区，横平第二骶后孔，骶正中嵴旁开1.5寸（如图9-2-4）。

主治：遗尿、遗精、小便不利、泄泻、腰骶部疼痛。

刺灸法：直刺0.8～1.2寸；可灸。

29. 中膂（心）俞（BL29）

定位：在骶区，横平第三骶后孔，骶正中嵴旁开1.5寸（如图9-2-4）。

主治：腰脊痛、痢疾。

刺灸法：直刺0.8～1.2寸；可灸。

30. 白环俞（BL30）

定位：在骶区，横平第四骶后孔，骶正中嵴旁开1.5寸（如图9-2-4）。

主治：腰腿痛、带下、遗精、月经不调。

刺灸法：直刺0.8～1.2寸；可灸。

31. 上髎（BL31）

定位：在骶区，正对第一骶后孔中。

主治：腰痛、月经不调、带下、遗精、阳痿、小便不利（如图9-2-4）。

刺灸法：直刺1～1.5寸；可灸。

32. *次髎（BL32）

定位：在骶区，正对第二骶后孔中（如图9-2-4）。

主治：腰痛、月经不调、痛经、小便不利、遗精、遗尿、下肢痿痹。

刺灸法：直刺1～1.5寸；可灸。

33. 中髎（BL33）

定位：在骶区，正对第三骶后孔中（如图9-2-4）。

主治：腰痛、月经不调、小便不利、赤白带下、便秘。

刺灸法：直刺1～1.5寸；可灸。

34. 下髎（BL34）

定位：在骶区，正对第四骶后孔中（如图9-2-4）。

主治：腰痛、小便不利、肠鸣、便秘、小腹痛。

刺灸法：直刺1～1.5寸；可灸。

35. 会阳（BL35）

定位：在骶区，尾骨端旁开0.5寸（如图9-2-4）。

主治：阳痿，遗精、带下、痢疾、泄泻、痔疾。

刺灸法：直刺0.8～1.2寸；可灸。

36. 承扶（BL36）

定位：在股后区，臀沟的中点（如图9-2-5）。

主治：腰骶臀股部疼痛、痔疾。

刺灸法：直刺1～2.5寸；可灸。

37. 殷门（BL37）

定位：在股后区，臀沟下6寸，股二头肌与半腱肌之间（如图9-2-5）。

主治：腰腿痛、下肢痿痹。

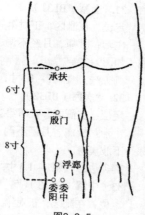

图9-2-5

刺灸法：直刺1～2寸；可灸。

38. 浮郄（BL38）

定位：在膝后区，腘横纹上1寸，股二头肌腱的内侧缘（如图9-2-5）。

主治：膝腘部疼痛、麻木、挛急。

刺灸法：直刺1～1.5寸；可灸。

39. *委阳（BL39）三焦下合穴

定位：在膝部，腘横纹上，股二头肌腱的内侧缘（如图9-2-5）。

主治：腹满、水肿、小便不利、腰脊强痛、下肢挛痛。

刺灸法：直刺1～1.5寸；可灸。

40. *委中（BL40）合穴；膀胱下合穴

定位：在膝后区，腘横纹中点（如图9-2-5）。

主治：腰痛、下肢痿痹、中风昏迷、半身不遂、腹痛、呕吐、腹泻、小便不利、遗尿、丹毒、瘾疹、皮肤瘙痒。

刺灸法：直刺 1～1.5寸，或用三棱针点刺腘静脉出血。

41. 附分（BL41）

定位：在脊柱区，第二胸椎棘突下，后正中线旁开3寸（如图9-2-6）。

主治：肩背拘急、颈项强痛、肘臂麻木。

刺灸法：斜刺0.5～0.8寸；可灸。

42. 魄户（BL42）

定位：在脊柱区，第三胸椎棘突下，后正中线旁开3寸（如图9-2-6）。

主治：咳嗽、气喘、肺结核、肩背痛。

刺灸法：斜刺0.5～0.8寸；可灸。

43. *膏肓（BL43）

定位：在脊柱区，第四胸椎棘突下，后正中线旁开3寸（如图9-2-6）。

主治：咳嗽、气喘、盗汗、肺结核、健忘、遗精、肩胛背痛、羸瘦、虚劳。

刺灸法：斜刺0.5～0.8寸；可灸。

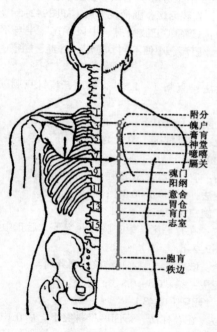

附分
魄户
膏肓
神堂
譩譆
膈关
魂门
阳纲
意舍
胃仓
肓门
志室
胞肓
秩边

图9-2-6

44. 神堂（BL44）

定位：在脊柱区，第五胸椎棘突下，后正中线旁开3寸（如图9-2-6）。

主治：咳嗽、气喘、胸闷、背痛、心痛、心悸。

刺灸法：斜刺0.5～0.8寸；可灸。

45. 譩（yì）譆（xǐ）（BL45）

定位：在脊柱区，第六胸椎棘突下，后正中线旁开3寸（如图9-2-6）。

主治：咳嗽、气喘、肩背痛、疟疾、热病。

刺灸法：斜刺0.5～0.8寸；可灸。

46. 膈关（BL46）

定位：在脊柱区，第七胸椎棘突下，后正中线旁开3寸（如图9-2-6）。

主治：呕吐、嗳气、食不下、胸闷、脊背强痛。

刺灸法：斜刺0.5～0.8寸；可灸。

47. 魂门（BL47）

定位：在脊柱区，第九胸椎棘突下，后正中线旁开3寸（如图9-2-6）。

主治：胸胁痛、呕吐、背痛。

刺灸法：斜刺0.5～0.8寸；可灸。

48. 阳纲（BL48）

定位：在脊柱区，第十胸椎棘突下，后正中线旁开3寸（如图9-2-6）。

主治：肠鸣、泄泻、黄疸、腹痛。

刺灸法：斜刺0.5～0.8寸；可灸。

49. 意舍（BL49）

定位：在脊柱区，第十一胸椎棘突下，后正中线旁开3寸（如图9-2-6）。

主治：腹胀、肠鸣、呕吐、食不下。

刺灸法：斜刺0.5～0.8寸；可灸。

50. 胃仓（BL50）

定位：在脊柱区，第十二胸椎棘突下，后正中线旁开3寸（如图9-2-6）。

主治：胃脘痛、腹胀、消化不良、水肿、背痛。

刺灸法：斜刺0.5～0.8寸；可灸。

51. 肓门（BL51）

定位：在腰区，第一腰椎棘突下，后正中线旁开3寸（如图9-2-6）。

主治：腹痛、便秘、痞块、乳疾。

刺灸法：斜刺0.5～0.8寸；可灸。

52. *志室（BL52）

定位：在腰区，第二腰椎棘突下，后正中线旁开3寸（如图9-2-6）。

主治：遗精、阳痿、阴痛、小便不利、水肿、腰脊强痛。

刺灸法：直刺0.5～1寸；可灸。

53. 胞肓（BL53）

定位：在骶区，横平第二骶后孔，骶正中嵴旁开3寸（如图9-2-6）。

主治：肠鸣、腹胀、腰痛、小便不利、阴肿。

刺灸法：直刺0.8～1.2寸；可灸。

54. *秩（zhì）边（BL54）

定位：在骶区，横平第四骶后孔，骶正中嵴旁开3寸（如图9-2-6）。

主治：腰腿痛、下肢痿痹、阴痛、痔疾、小便不利、便秘。

刺灸法：直刺1.5～3寸；可灸。

55. 合阳（BL55）

定位：在小腿后区，腘国横纹下2寸，腓肠肌内、外侧头之间（如图9-2-7）。

主治：腰脊强痛、下肢痿痹、疝气、崩漏。

刺灸法：直刺1～2寸；可灸。

56. 承筋（BL56）

定位：在小腿后区，腘国

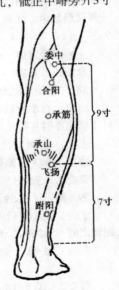

图9-2-7

横纹下5寸，腓肠肌两肌腹之间。合阳（BL55）与承山（BL57）连线的中点（如图9-2-7）。

主治：小腿痛、痔疾、腰背拘急。

刺灸法：直刺1～2寸；可灸。

57. *承山（BL57）

定位：在小腿后区，腓肠肌两肌腹与肌腱交角处。伸直小腿或足跟上提时，腓肠肌肌腹下出现尖角凹陷中（即腓肠肌内、外侧头分开的地方，呈人字形沟）（如图9-2-7）。

主治：腰背痛、小腿转筋、痔疾、便秘、腹痛。

刺灸法：直刺1～2寸；可灸。

58. *飞扬（BL58）络穴

定位：在小腿后区，昆仑（BL60）直上7寸，腓肠肌外下缘与跟腱移行处（如图9-2-7）。

主治：头痛、目眩、鼻塞、鼻衄、腰背痛、腿软无力、痔瘘（lòu）、癫狂。

刺灸法：直刺1～1.5寸；可灸。

59. 跗阳（BL59）阳跷郄穴

定位：在小腿后区，昆仑（BL60）直上3寸，腓骨与跟腱之间（如图9-2-7）。

主治：头重、头痛、腰腿痛、下肢瘫痪、外踝红肿。

刺灸法：直刺0.8～1.2寸；可灸。

60. *昆仑（BL60）经穴

定位：在踝区，外踝尖与跟腱之间的凹陷中（如图9-2-8）。

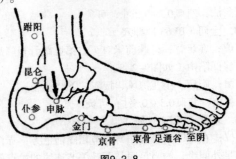

图9-2-8

主治：头痛、项强、目眩、鼻衄、疟疾、肩背拘急、腰痛、脚跟痛、小儿痫证、难产。

刺灸法：直刺0.5～0.8寸；可灸。

61. 仆（pú）参（BL61）

定位：在跟区，昆仑（BL60）直下，跟骨外侧，赤白肉际处（如图9-2-8）。

主治：下肢痿痹、足跟痛、癫痫。

刺灸法：直刺0.3～0.5寸；可灸。

62. *申脉（BL62）八脉交会穴，通阳跷脉

定位：在踝区，外踝尖直下，外踝下缘与跟骨之间凹

陷中（如图9-2-8）。

主治：痫证、癫狂、头痛、失眠、眩晕、腰痛、目赤痛、项强。

刺灸法：直刺0.3~0.5寸；可灸。

63. 金门（BL63）郄穴

定位：在足背，外踝前缘直下，第五跖骨粗隆后方，骰骨下缘凹陷中（如图9-2-8）。

主治：癫痫、小儿惊风、腰痛、下肢痹痛。

刺灸法：直刺0.3~0.5寸；可灸。

64. 京骨（BL64）原穴

定位：在跖区，第五跖骨关节粗隆前下方，赤白肉际处。在足外侧缘，约当足跟与跖趾关节连线的中点处可触到明显隆起的骨，即第五跖骨粗隆（如图9-2-8）。

主治：头痛、项强、腰腿痛、目翳、癫痫。

刺灸法：直刺0.3~0.5寸；可灸。

65. *束骨（BL65）输穴

定位：在跖区，第五跖趾关节的近端，赤白肉际处（如图9-2-8）。

主治：头痛、项强、目眩、癫狂、腰背痛、下肢后侧痛。

刺灸法：直刺0.2~0.5寸；可灸。

66. 足通谷（BL66）荥穴

定位：在跖区，第五跖趾关节的远端，赤白肉际处

（如图9-2-8）。

主治：头痛、项强、目眩、鼻衄、癫狂。

刺灸法：直刺0.2～0.3寸；可灸。

67. *至阴（BL67）井穴

定位：在足趾，小趾末节外侧，趾甲根角侧后方0.1寸（指寸）（如图9-2-8）。

主治：头痛、鼻塞、鼻衄、目痛、胞衣不下、胎位不正、难产。

刺灸法：浅刺0.1寸。胎位不正用灸法。

足太阳膀胱经所属穴位歌诀：

足太阳穴六十七，睛明内眦陷中取，

攒竹眉冲与曲差，五处等半上承光，

通天络却玉枕后，天柱后际大筋旁，

第一大杼二风门，三椎肺俞四厥阴，

心五督六膈俞七，九肝十胆仔细寻，

十一脾俞十二胃，十三三焦十四肾，

十五气海肠十六，七八关元小肠分，

十九膀胱廿（niàn）中膂，廿一椎旁白环生，

上髎次髎中复下，八髎骶后八孔当，

会阳尾骨端外取，附分挟脊第二行，

魄户膏肓及神堂，譩譆膈关魂门当，

阳纲意舍与胃仓，肓门志室续胞育，

二十一椎秩边场，承扶臀横纹中央，

殷门浮郄到委阳，委中合阳承筋乡，
承山飞扬踝附阳，昆仑仆参申脉忙，
金门京骨束骨接，通谷至阴小趾旁。

足太阳膀胱经穴位主治概要：

（1）头面部穴位：局部就近组织兵变为主，神志病变。

（2）脊背部穴位：相应脏腑病，局部病变，脊背病；俞穴：本脏腑及所开之窍的病变。

（3）腰骶穴位：相应脏腑、腰腿痛。

（4）大腿穴位：下肢病、二便病、腰脊痛。

（5）小腿穴：腰脊、下肢病变、抽搐。

（6）足部穴位：神志病，经脉循行部位病（头、目、鼻病），疟疾，部分妇产科病。

第10章 足少阴肾经

第1节 足少阴肾经经脉循行

1. 经脉循行

起于小指之下，邪走足心，出于然骨之下，循内踝之后，别入跟中，以上腨内，出腘内廉，上股内后廉，贯脊属肾，络膀胱。

其直者，从肾，上贯肝膈，入肺中，循喉咙，挟舌本。

其支者，从肺出，络心，注胸中。

2. 注释

邪走足心：从足小趾下斜行走向足心涌泉穴。"邪"通"斜"。

然骨：原作"然谷"。然骨指舟骨粗隆。然谷在骨下方凹陷处。

别入跟中：意指分出一支进入脚跟中。

腨内：腓肠肌部。

腘内廉：腘窝内侧。《铜人》注："阴谷居此腘内廉。"

贯脊：指由长强沿脊上行，先属肾，再下络膀胱，其穴位即当肓俞向下至横骨（会关元、中极）。

上贯肝膈：其穴位即当从肓俞向上至幽门，先经过肝而后膈。

舌本：舌根部。

络心：本经除了表里经之间的属络关系外，又络于心，表明了肾与心的联系。主要应从脏器间的联系去理解。

3．经脉循行白话解

起于足小趾之下，斜向足心（涌泉），出于舟骨粗隆下，沿内踝后，进入足跟，再向上行于腿肚内侧，出腘窝内侧，向上行股内后缘，通向脊柱（长强），属于肾［腧穴通路：还出于前，向上行腹部前正中线旁开0.5寸，胸部前正中线旁开2寸，终止于锁骨下缘俞（shū）府穴］，联络膀胱。

肾脏部直行的支脉，从肾上贯肝膈，入肺中，循着喉咙，上挟舌本。

肺部的支脉，从肺出来络心，注入胸中，与手厥阴心包经交接。

【经脉与脏腑器官联络】肾经属肾，络膀胱，上贯肝，入肺中，络心；循喉咙，挟舌本。

【经脉主治】主治咯血、气喘、舌干、咽喉肿痛、水肿、大便秘结、泄泻、腰痛、下肢内后侧痛、痿弱无力、足心热等，妇科、前阴病，肾、肺、咽喉病，以及经脉循行部位的病证。

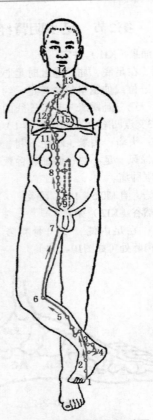

图10-1-1 足少阴肾经经脉循行示意图

第2节 足少阴肾经腧穴

1. *涌泉（KI1）井穴

定位：在足底，屈足卷趾时足心最凹陷中。卧位或伸腿坐位，卷足，约当足底第二、第三趾蹼缘与足跟连线的前1/3与后2/3交点凹陷中（如图10-2-1）。

主治：头痛、头晕、小便不利、便秘、小儿惊风、足心热、癫证、昏厥、失眠、咽喉肿痛。

刺灸法：直刺0.5～1寸；可灸。

2. *然谷（KI2）荥穴

定位：在足内侧，足舟骨粗隆下方，赤白肉际处（如图10-2-2）。

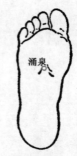

图10-2-1

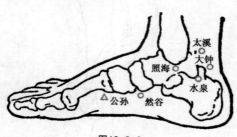

图10-2-2

主治：月经不调、带下、遗精、小便不利、泄泻、胸胁胀痛、咯血、小儿脐风、口噤不开、黄疸、下肢痿痹、足跗痛。

刺灸法：直刺0.5～0.8寸；可灸。

3. *太溪（KI3）输穴；原穴

定位：在踝区，内踝尖与跟腱之间的凹陷中（如图10-2-2）。

主治：头痛目眩、咽喉肿痛、齿痛、耳聋、气喘、胸痛咯血、消渴、月经不调、失眠、健忘、遗精、阳痿、小便频数、腰脊痛、下肢厥冷、内踝肿痛。

刺灸法：直刺0.5～1寸；可灸。

4. *大钟（KI4）络穴

定位：在跟区，内踝后下方，跟骨上缘，跟腱附着部前缘凹陷中（如图10-2-2）。

主治：咯血、腰脊强痛、痴呆、嗜卧、月经不调、足跟痛、癃闭、遗尿。

刺灸法：直刺0.3～0.5寸；可灸。

5. 水泉（KI5）郄穴

定位：在跟区，太溪（KI3）直下1寸，跟骨结节内侧凹陷中（如图10-2-2）。

主治：月经不调、痛经、小便不利、腹痛、头昏眼花。

刺灸法：直刺0.3～0.5寸；可灸。

6. *照海（KI6）八脉交会穴，通阴跷脉

定位：在踝区，内踝尖下1寸，内踝下缘边际凹陷中（如图10-2-2）。

主治：痫证、失眠、小便不利、小便频数、咽干咽痛、目赤肿痛、月经不调、痛经、赤白带下。

刺灸法：直刺0.5～1寸；可灸。

7. *复溜（KI7）经穴

定位：在小腿内侧，内踝尖上2寸，跟腱的前缘（如图10-2-3）。

主治：泄泻、肠鸣、水肿、腹胀、腿肿、足痿、盗汗、身热无汗、腰脊强痛。

刺灸法：直刺0.5～1寸；可灸。

8. 交信（KI8）阴跷脉郄穴

定位：在小腿内侧，内踝尖上2寸，胫骨内侧缘后际凹陷中。复溜（KI7）前0.5寸（如图10-2-3）。

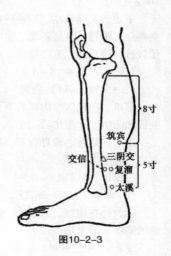

图10-2-3

主治：月经不调、崩漏、阴挺、泄泻、便秘、睾丸肿痛、阴痒、膝、股、腘内廉痛。

刺灸法：直刺0.6~1.2寸；可灸。

9. 筑宾（KI9）阴维脉郄穴

定位：在小腿内侧，太溪（KI3）直上5寸，比目鱼肌与跟腱之间（如图10-2-3）。

主治：癫狂、痫证、呕吐、疝气、小腿内侧痛。

刺灸法：直刺1~1.5寸；可灸。

10. 阴谷（KI10）合穴

定位：在膝后区，腘横纹上，半腱肌肌腱外侧缘（如图10-2-4）。

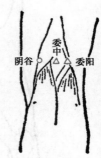

图10-2-4

主治：阳痿、疝气、月经不调、崩漏、小便难、阴中痛、癫狂、膝股内侧痛。

刺灸法：直刺1~1.5寸；可灸。

11. 横骨（KI11）

定位：在下腹部，脐中下5寸，前正中线旁开0.5寸（如图10-2-5）。

主治：少腹胀痛、遗精、阳痿、遗尿、小便不利、疝气。

刺灸法：直刺1~1.5寸；可灸。

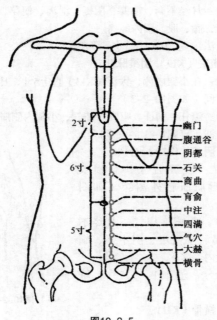

图10-2-5

12. 大赫（KI12）

定位：在下腹部，脐中下4寸，前正中线旁开0.5寸（如图10-2-5）。

主治：阴挺、遗精、带下、月经不调、痛经、泄泻。

刺灸法：直刺1~1.5寸；可灸。

13. 气穴（KI13）

定位：在下腹部，脐中下3寸，前正中线旁开0.5寸（如图10-2-5）。

主治：月经不调、带下、小便不利、泄泻。

刺灸法：直刺1~1.5寸；可灸。

14. 四满（KI14）

定位：在下腹部，脐中下2寸，前正中线旁开0.5寸（如图10-2-5）。

主治：月经不调、带下、遗尿、遗精、疝气、便秘、腹痛、水肿。

刺灸法：直刺1~1.5寸；可灸。

15. 中注（KI15）

定位：在下腹部，脐中下1寸，前正中线旁开0.5寸（如图10-2-5）。

主治：月经不调、腹痛、便秘、泄泻。

刺灸法：直刺1~1.5寸；可灸。

16. 肓俞（KI16）

定位：在腹部，脐中旁开0.5寸（如图10-2-5）。

主治：腹痛、腹胀、呕吐、便秘、泄泻、腰背痛。

刺灸法：直刺1~1.5寸；可灸。

17. 商曲（KI17）

定位：在上腹部，脐中上2寸，前正中线旁开0.5寸

（如图10-2-5）。

主治：腹痛、泄泻、便秘。

刺灸法：直刺1~1.5寸；可灸。

18. 石关（KI18）

定位：在上腹部，脐中上3寸，前正中线旁开0.5寸（如图10-2-5）。

主治：呕吐、腹痛、便秘、不孕。

刺灸法：直刺1~1.5寸；可灸。

19. 阴都（KI19）

定位：在上腹部，脐中上4寸，前正中线旁开0.5寸（如图10-2-5）。

主治：腹痛、腹泻、月经不调、不孕、便秘。

刺灸法：直刺1~1.5寸；可灸。

20. 腹通谷（KI20）

定位：在上腹部，脐中上5寸，前正中线旁开0.5寸（如图10-2-5）。

主治：腹胀、腹痛、呕吐、心痛、心悸。

刺灸法：直刺0.5~1寸；可灸。

21. 幽门（KI21）

定位：在上腹部，脐中上6寸，前正中线旁开0.5寸（如图10-2-5）。

主治：腹胀、腹痛、呕吐、泄泻。

刺灸法：直刺0.5~1寸；可灸。本穴不可深刺，以免伤及肝脏。

22. 步廊（KI22）

定位：在胸部，第五肋间隙，前正中线旁开2寸（如图10-2-6）。

主治：胸痛、咳嗽、气喘、呕吐、乳痈。

刺灸法：斜刺或平刺0.5～0.8寸；可灸。本经胸部诸穴不可深刺，以免伤及内脏。

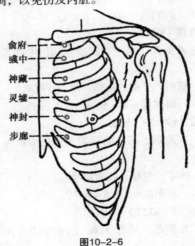

俞府
彧中
神藏
灵墟
神封
步廊

图10-2-6

23. 神封（KI23）

定位：在胸部，第四肋间隙，前正中线旁开2寸（如

图10-2-6）。

主治：咳嗽、气喘、胸胁支满、呕吐、乳痈。

刺灸法：斜刺或平刺0.5～0.8寸；可灸。

24. 灵墟（KI24）

定位：在胸部，第三肋间隙，前正中线旁开2寸（如图10-2-6）。

主治：咳嗽、气喘、痰多、胸胁胀痛、呕吐、乳痈。

刺灸法：斜刺或平刺0.5～0.8寸；可灸。

25. 神藏（KI25）

定位：在胸部，第二肋间隙，前正中线旁开2寸（如图10-2-6）。

主治：咳嗽、气喘、胸痛、烦满、呕吐。

刺灸法：斜刺或平刺0.5～0.8寸；可灸。

26. 彧（yù）中（KI26）

定位：在胸部，第一肋间隙，前正中线旁开2寸（如图10-2-6）。

主治：咳嗽、气喘、胸胁胀满。

刺灸法：斜刺或平刺0.5～0.8寸；可灸。

27. *俞府（KI27）

定位：在胸部，锁骨下缘，前正中线旁开2寸（如图10-2-6）。

主治：咳嗽、气喘、胸痛、呕吐。

刺灸法：斜刺或平刺0.5～0.8寸；可灸。

足少阴肾经所属穴位歌诀：

足少阴穴二十七，涌泉然谷太溪溢，

大钟水泉照海明，复溜交信筑宾接，

阴谷胫骨内踝后，以上从足走上膝，

横骨大赫连气穴，四满中注肓俞列，

商曲石关阴都连，通谷幽门半寸辟，

步廊神封及灵墟，神藏彧中俞府毕。

足少阴肾经穴位主治概要：

（1）足部穴位：①经脉所过之咽、舌、目、二阴及耳病变。②所过脏腑之肾、膀胱、肝、肺、心病变。

（2）小腿部穴位：①二便病。②水液病。③部分生殖系病。④部分神志病。⑤局部病。

（3）胸腹部穴位：局部病。

第11章 手厥阴心包经

第1节 手厥阴心包经经脉循行

1. 经脉循行

心主手厥阴心包络之脉，起于胸中，出属心包，下膈，历络三焦。

其支者，循胸出胁，下腋三寸，上抵腋下，循臑内，行太阴、少阴之间，入肘中，下臂，行两筋之间，入掌中，循中指，出其端。

其支者，别掌中，循小指次指出其端。

2. 注释

心包络："心包"原意指新外之包膜；"心包络"指与心包相通的络脉。心包与络应有所区分，但后来注家多以"心包络"为专名。

历：经历，依次的意思。

下腋三寸：距腋下三寸，与乳头相平处，为天池穴。

下臂：指前臂。

两筋：桡侧腕屈肌腱与掌长肌腱之间。

掌中：劳宫穴所在。

中指：中指的桡侧。

小指次指：无名指（第四指）。

3. 经脉循行白话解

起于胸中，出属心包络，向下通过膈肌，从胸至腹依次联络上、中、下三焦。

胸部支脉，沿着胸中，出于胁部，至腋下3寸处（天池），上行抵腋窝中，沿上臂内侧，行于手太阴和手少阴之间，进入肘窝中，向下行于前臂的两筋（桡侧腕屈肌腱与掌长肌腱）之间，进入掌中，沿着中指到指端（中冲）。

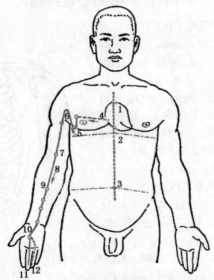

图11-1-1 手厥阴心包经经脉循行示意图

掌中支脉，从劳宫分出，沿无名指到指端关冲，与手少阳三焦经相接。

【经脉与脏腑器官联络】心包经属心包，络三焦。

【经脉主治】主治心痛、胸闷、心悸、心烦、癫狂、腋肿、肘臂挛急、掌心发热等，心、胸、胃、神志病，以及经脉循行部位的病证。

第2节 手厥阴心包经腧穴

1. *天池（PC1）

定位：在胸部，第四肋间隙，前正中线旁开5寸（如图11-2-1）。

主治：咳嗽、气喘、胸闷、心烦、胁肋疼痛、乳痈。

刺灸法：斜刺或平刺0.5～0.8寸，不可深刺，以免伤及肺脏；可灸。

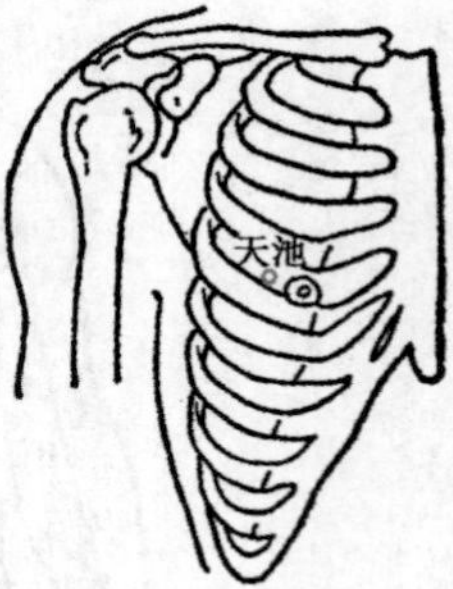

2. 天泉（PC2）

定位：在臂前区，腋前纹头下2寸，肱二头肌的长、短头之间（如图11-2-2）。

图11-2-1

主治：心痛、咳嗽、胸胁胀痛、臂痛。

刺灸法：直刺0.5～0.8寸；可灸。

3. *曲泽（PC3）合穴

定位：在肘前区，肘横纹上，肱二头肌腱的尺侧缘凹陷中。仰掌，屈肘45°，尺泽（LU5）尺侧肌腱旁（如图11-2-2）。

主治：心痛、心悸、胃痛、呕吐、泄泻、热病、肘臂挛痛、中暑。

刺灸法：直刺0.8～1寸；或用三棱针刺血。

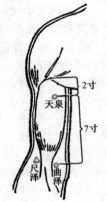

图11-2-2

4. 郄门（PC4）郄穴

定位：在前臂前区，腕掌侧远端横纹上5寸，掌长肌腱与桡侧腕屈肌腱之间（如图11-2-3）。

主治：心痛、心悸、胸痛、呕血、咯血、癫痫。

刺灸法：直刺0.5～1寸；可灸。

5. *间使（PC5）经穴

定位：在前臂前区，腕掌侧远端横纹上3寸，掌长肌腱与桡侧腕屈肌腱之间（如图11-2-3）。

主治：心痛、心悸、胃痛、呕血、热病、疟疾、癫狂痫、臂痛。

刺灸法：直刺0.5～1寸；可灸。

6. *内关（PC6）络穴；
八脉交会穴，通阴维脉

定位：在前臂前区，腕掌侧远端横纹上1寸，掌长肌腱与桡侧腕屈肌腱之间（如图11-2-3）。

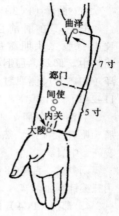

图11-2-3

主治：心痛、心悸、胸闷、胸痛、胃痛、呕吐、呃逆、癫痫、热病、上肢痹痛、偏瘫、失眠、眩晕、偏头痛。

刺灸法：直刺0.5～1寸；可灸。

7. *大陵（PC7）输穴；原穴

定位：在腕前区，腕掌侧远端横纹中，掌长肌腱与桡侧腕屈肌腱之间（如图11-2-3）。

主治：心痛、心悸、胃痛、呕吐、癫狂、疮疡、胸胁痛、手腕关节疼痛。

刺灸法：直刺0.3～0.5寸；可灸。

8. *劳宫（PC8）荥穴

定位：在掌区，横平第三掌指关节近端，第二、第三掌骨之间偏于第三掌骨。注意：握拳屈指时，中指尖点到处，第三掌骨桡侧（如图11-2-4）。

主治：心痛、呕吐、癫狂痫、口疮、口臭，中风昏迷。

刺灸法：直刺0.3～0.5寸；可灸。

9. *中冲（PC9）井穴

定位：在手指，中指末端最高点。

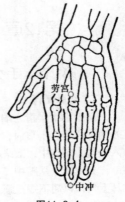

主治：心痛、昏迷、舌强肿痛、热病、小儿夜啼、中暑、昏厥（如图11-2-4）。

图11-2-4

刺灸法：浅刺0.1寸，或用三棱针点刺出血。

手厥阴心包经所属穴位歌诀：

九穴心包手厥阴，天池天泉曲泽深，

郗门间使内关对，大陵劳宫中冲寻。

手厥阴心包经穴位主治概要：

（1）肘以上穴位：心、胸、肺，局部病变为主。

（2）肘以下穴位：心、胸、肺病，神志病，泻热，胃痛。部分穴位可止血，治疗头面、喉、耳、目、舌之病，局部病。

第12章　手少阳三焦经

第1节　手少阳三焦经经脉循行

1. 经脉循行

起于小指次指之端，上出两指之间，循手表腕，出臂外两骨之间，上贯肘，循臑外上肩，而交出足少阳之后，入缺盆，布膻中，散络心包，下膈，遍属三焦。

其支者，从膻中，上出缺盆，上项，系耳后，直上出耳上角，以屈下颊至䪼。

其支者，从耳后入耳中，出走耳前，过客主人，前交颊，至目锐眦。

2. 注释

小指次指之端：无名指末端。

两指之间：第四、第五指缝间。

手表腕：手背腕关节部。

臂外两骨：尺骨与桡骨。

贯肘：通过肘尖部。

循臑外上肩：沿着上臂的伸侧到达肩部。

交出足少阳之后：指本经天髎穴在足少阳肩井穴之后。

膻中：指胸内心脏之外，两肺之间的部位。

耳上角：耳部上方。

颜：音拙，目下颧部。

客主人：指胆经上关穴。

目锐眦：外眼角部。

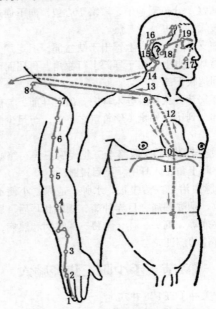

图12-1-1 手少阳三焦经经脉循行示意图

3. 经脉循行白话解

起于无名指末端（关冲），上行于小指与无名指之间，沿着手背，出于前臂外侧尺骨和桡骨之间，向上通过肘尖，沿上臂外侧，上达肩部，交出足少阳经的后面，向上进入缺盆，分布于胸中，散络于心包，向下通过膈肌，从胸至腹属上、中、下三焦。

胸中支脉：从胸向上，出于缺盆部，上走颈旁，连系耳后，沿耳后直上，出于耳部上行额角，再屈而下行至面颊部，到达眼下部。

耳部支脉：从耳后进入耳中，出走耳前，与前脉交叉于面颊部，到达目外眦（丝竹空之下），与足少阳胆经相接。

【经脉与脏腑器官联络】三焦经属三焦，络心包；系耳后，出耳上角，入耳中，至目锐眦。

【经脉主治】主治腹胀、水肿、遗尿、小便不利、耳聋、耳鸣、咽喉肿痛、目赤肿痛、颊肿和耳后、肩臂、肘部外侧疼痛等，侧头、耳、胸胁、咽喉病和热病，以及经脉循行部位的病证。

第2节　手少阳三焦经腧穴

1. *关冲（TE1）井穴

定位：在手指，第四指末节尺侧，指甲根角侧上方0.1寸（指寸）（如图12-2-1）。

主治：头痛、目赤、耳聋、喉痹、热病、昏厥、中暑、咽喉肿痛。

刺灸法：浅刺0.1寸，或用三棱针点刺出血。

2. 液门（TE2）荥穴

定位：在手背，第四、第五指间，指蹼缘上方赤白肉际凹陷中（如图12-2-1）。

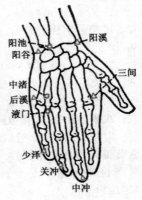

图12-2-1

主治：头痛、目赤、耳聋、耳鸣、喉痹、疟疾、手臂痛。

刺灸法：直刺0.3～0.5寸；可灸。

3. *中渚（zhǔ）（TE3）输穴

定位：在手背，第四、第五掌骨间，第四掌指关节近端凹陷中（如图12-2-1）。

主治：头痛、目赤、耳聋、耳鸣、喉痹、热病、手指不能屈伸。

刺灸法：直刺0.3～0.5寸；可灸。

4. *阳池（TE4）原穴

定位：在腕后区，腕背侧远端横纹上，指伸肌腱的尺侧缘凹陷中（如图12-2-2）。

主治：目赤肿痛、耳聋、喉痹、疟疾、消渴、腕痛。

刺灸法：直刺0.3～0.5寸；可灸。

5．*外关（TE5）络穴；八脉交会穴，通阳维脉

定位：在前臂后区，腕背侧远端横纹上2寸，尺骨与桡骨间隙中点（如图12-2-2）。

主治：热病、头痛、颊痛、目赤肿痛、耳鸣、耳聋、胁肋痛、上肢痹痛。

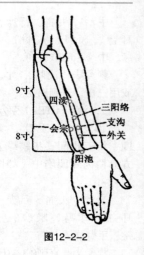

图12-2-2

刺灸法：直刺0.5～1寸；可灸。

6．*支沟（TE6）经穴

定位：在前臂后区，腕背侧远端横纹上3寸，尺骨与桡骨间隙中点（如图12-2-2）。

主治：耳鸣、耳聋、暴喑、胁肋痛、便秘、热病。

刺灸法：直刺0.5～1寸；可灸。

7．会宗（TE7）郄穴

定位：在前臂后区，腕背侧远端横纹上3寸，尺骨的桡侧缘（如图12-2-2）。

主治：耳聋、癫痫、上肢痹痛。

刺灸法：直刺0.5～1寸；可灸。

8. 三阳络（TE8）

定位：在前臂后区，腕背侧远端横纹上4寸，尺骨与桡骨间隙中点（如图12-2-2）。

主治：耳聋、暴喑、齿痛、上肢痹痛。

刺灸法：直刺0.8～1.2寸；可灸。

9. 四渎（TE9）

定位：在前臂后区，肘尖（EX-UE1）下5寸，尺骨与桡骨间隙中点（如图12-2-2）。

主治：耳聋、暴喑、齿痛、手臂痛。

刺灸法：直刺0.5～1寸；可灸。

10. 天井（TE10）合穴

定位：在肘后区，肘尖（EX-UE1）上1寸凹陷中（如图12-2-3）。

主治：偏头痛、耳聋、瘰疬、癫痫。

刺灸法：直刺0.5～1寸；可灸。

11. 清冷渊（TE11）

定位：在臂后区，肘尖（EX-UE1）与肩峰角连线上，肘尖（EX-UE1）

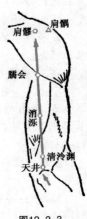

图12-2-3

UEl）上2寸（如图12-2-3）。

主治：头痛、目黄、上肢痹痛。

刺灸法：直刺0.5～1寸；可灸。

12. 消泺（luò）（TE12）

定位：在臂后区，肘尖（EX-UEl）与肩峰角连线上，肘尖（EX-UEl）上5寸（如图12-2-3）。

主治：头痛、齿痛、项强、肩臂痛。

刺灸法：直刺1～1.5寸；可灸。

13. 臑会（TE13）

定位：在臂后区，肩峰角下3寸，三角肌的后下缘（如图12-2-3）。

主治：瘿气、瘰疬、上肢痹痛。

刺灸法：直刺1～1.5寸；可灸。

14. *肩髎（TE14）

定位：在三角肌区，肩峰角与肱骨大结节两骨间凹陷中（如图12-2-3）。

主治：臂痛、肩痛不能举。

刺灸法：向肩关节直刺1～1.5寸；可灸。

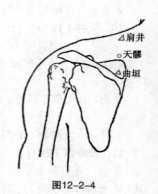

图12-2-4

15. 天髎（TE15）

定位：在肩胛区，肩胛骨上角骨际凹陷中（如图 12-2-4）。

主治：肩臂痛、颈项强直。

刺灸法：直刺0.5～0.8寸；可灸。

16. 天牖（yǒu）（TE16）

定位：在颈部，横平下颌角，胸锁乳突肌的后缘凹陷中（如图12-2-5）。

主治：头痛、头晕、目痛、耳聋、瘰疬、项强。

刺灸法：直刺0.5～1寸；可灸。

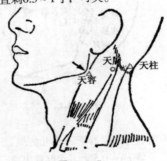

图12-2-5

17. *翳风（TE17）

定位：在颈部，耳垂后方，乳突下端前方凹陷中（如图12-2-6）。

主治：耳鸣、耳聋、口眼㖞斜、牙关紧闭、齿痛、颊肿、瘰疬。

刺灸法：直刺0.8～1.2寸；可灸。

18. 瘛（chì）脉（TE18）

定位：在头部，乳突中央，角孙与翳风沿耳轮弧形连线的上2/3与下1/3的交点处（如图12-2-6）。

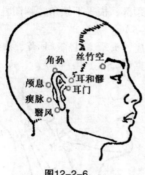

角孙　丝竹空

颅息　耳和髎
　　　耳门
瘛脉

翳风

图12-2-6

主治：头痛、耳鸣、耳聋、小儿惊风。

刺灸法：平刺0.3～0.5寸，或点刺出血；可灸。

19. 颅息（TE19）

定位：在头部，角孙与翳风沿耳轮弧形连线的上1/3与下2/3的交点处（如图12-2-6）。

主治：头痛、耳鸣、耳聋、小儿惊风。

刺灸法：平刺0.3 ~ 0.5寸；可灸。

20. 角孙（TE20）

定位：在头部，耳尖正对发际处（如图12-2-6）。

主治：颊肿、目翳、齿痛、项强。

刺灸法：平刺0.3 ~ 0.5寸；可灸。

21. *耳门（TE21）

定位：在耳区，耳屏上切迹与下颌骨髁突之间的凹陷中。微张口，耳屏上切迹前的凹陷中，听宫直上（如图12-2-6）。

主治：耳鸣、耳聋、聤耳、齿痛。

刺灸法：张口，直刺0.5 ~ 1寸；可灸。

22. 耳和髎（TE22）

定位：在头部，鬓发后缘，耳郭根的前方，颞浅动脉的后缘（如图12-2-6）。

主治：头痛、耳鸣、牙关紧闭、口㖞。

刺灸法：避开动脉，斜刺或平刺0.3 ~ 0.5寸；可灸。

23. *丝竹空（TE23）

定位：在面部，眉梢凹陷中（如图12-2-6）。

主治：头痛、目赤肿痛、眼睑瞤动、齿痛、癫狂痫。

刺灸法：平刺0.5 ~ 1寸。

手少阳三焦经所属穴位歌诀：

二十三穴手少阳，关冲液门中渚旁，

阳池外关支沟正，会宗三阳四渎长，

天井清冷渊消泺，臑会肩髎天髎堂，
天牖翳风瘈脉青，颅息角孙耳门乡，
和髎前接丝竹空，三焦经穴此推详。

手少阳三焦经穴位主治概要：

（1）腕以下穴位：经脉所过头面五官病，热病，局部病。

（2）腕至肘穴位：头面五官病，热病，局部病。外关、支沟、天井可治项强，部分心、胸、肺病。

（3）肘以上穴位：局部病。耳后穴位可治抽搐。

第13章 足少阳胆经

第1节 足少阳胆经经脉循行

1. 经脉循行

起于目锐眦上抵头角下耳后循颈，行手少阳之前，至肩上，却交出手少阳之后，入缺盆。

其支者，从耳后入耳中，出走耳前，至目锐眦后。

其支者，别锐眦，下大迎，合于手少阳，抵于頗，下加颊车，下颈，合缺盆。以下胸中，贯膈，络肝、属胆，循胁肋里，出气街，绕毛际，横入髀厌中。

其直者，从缺盆下腋，循胸，过季胁，下合髀厌中。以下循髀阳，出膝外廉，下外辅骨之前，直下抵绝骨之端，下出外踝之前，循足跗上，入小指次指之间。

其支者，别跗上，入大指之间，循大指岐骨内，出其端，还贯爪甲、出三毛。

2. 注释

头角：是指从童子髎出发直向上行，经额角、曲角及耳上角部各穴。

行手少阳之前：据《灵枢·本输》，指胆经天容穴（小肠经穴）行于手少阳天牖穴前方，故本经行于手少阳之前。

交出手少阳之后：指本经经过肩井，会大椎、秉风（小肠经穴），而行于手少阳天髎之后进入缺盆。

目锐眦后：此支文字与手少阳相仿，但连属穴位不一，经翳风、听宫、听会、下关、上关诸穴又至瞳子髎。

颔：目下颧骨部。

气街：气冲穴部，在腹股沟动脉旁（足阳明及少阳脉气所行之道）。

髀厌：股骨大转子部，环跳穴旁。

髀阳：大腿外侧。

外辅骨：腓骨。

绝骨：指腓骨长短肌未覆盖的腓骨下端部分的骨骼，其上端稍前为阳辅穴。

小指次指：第四足趾。

大指岐骨：指足大趾、次趾本节后骨缝。

还贯爪甲：回转过来通过爪甲。

三毛：大趾爪甲后方有汗毛处。

3. 经脉循行白话解

起于目外眦（瞳子髎），上行到额角，下耳后，沿颈旁，行手少阳三焦经之前，至肩上退后，交出手少阳三焦经之后，向下进入缺盆。

耳后支脉，从耳后进入耳中，出走耳前，至目外眦后方。

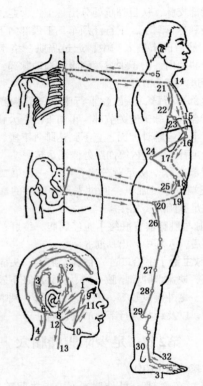

图13-1-1 足少阳胆经经脉循行示意图

外眦部支脉，从目外眦处分出，下走大迎，会合手少阳三焦经到达目眶下，下行经颊车，于颈部向下会合前脉于缺盆，然后向下进入胸中，通过膈肌，络于肝，属于胆，沿着胁肋内，出于少腹两侧腹股沟动脉部，绕阴部毛际，横行进入髋关节部。

缺盆部直行脉，从缺盆下行腋下，沿胸侧，经过季胁，下行会合前脉于髋关节部，再向下沿着大腿外侧，出膝外侧，下行经腓骨前面，直下到达腓骨下段，下出外踝之前，沿足背部，进入第四趾外侧端足窍阴。

足背部支脉，从足背分出，沿第一、第二跖骨间，出于大趾端，穿过趾甲，回过来到趾甲后的毫毛部（大敦），与足厥阴肝经相接。

【经脉与脏腑器官联络】胆经属胆，络肝；起于目锐眦，下耳后，入耳中，出耳前。

【经脉主治】主治口苦、目疾、疟疾、头痛、颔痛、目外眦痛、缺盆部肿痛、腋下肿、胸胁股及下肢外侧痛、足外侧痛、足外侧发热等，侧头、目、耳、咽喉病、神志病、热病，以及经脉循行部位的其他病证。

第2节　足少阳胆经腧穴

1. *瞳子髎（GB1）

定位：在面部，目外眦外侧0.5寸凹陷中（如图13-2-1）。

主治：头痛、目赤肿痛、目翳、青盲。

刺灸法：平刺0.3～0.5寸，或三棱针点刺出血。

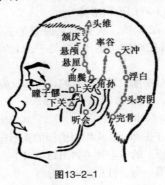

图13-2-1

2. *听会（GB2）

定位：在面部，耳屏间切迹与下颌骨髁突之间的凹陷中。张口，耳屏间切迹前方的凹陷中。听宫直下（如图13-2-1）。

主治：耳鸣、耳聋、聤耳、面痛、齿痛、口㖞。

刺灸法：张口，直刺0.5～1寸；可灸。

3. 上关（GB3）

定位：在面部，颧弓上缘中央凹陷中。下关直上，颧弓上缘凹陷中（如图13-2-1）。

主治：偏头痛、耳鸣、耳聋、聤耳、口眼㖞斜、齿痛、口噤（jìn）。

刺灸法：直刺0.5~1寸；可灸。

4. 颔（hàn）厌（GB4）

定位：在头部，从头维至曲鬓的弧形连线（其弧度与鬓发弧度相应）的上1/4与下3/4的交点处（如图13-2-1）。

主治：偏头痛、目眩、耳鸣、齿痛、癫痫。

刺灸法：平刺0.3~0.5寸；可灸。

5. 悬颅（GB5）

定位：在头部，从头维至曲鬓的弧形连线（其弧度与鬓发弧度相应）的中点处（如图13-2-1）。

主治：偏头痛、目赤肿痛、齿痛。

刺灸法：平刺0.5~0.8寸；可灸。

6. 悬厘（GB6）

定位：在头部，从头维至曲鬓的弧形连线（其弧度与鬓发弧度相应）的上3/4与下1/4的交点处（如图13-2-1）。

主治：偏头痛、目赤肿痛、耳鸣。

刺灸法：平刺0.5~0.8寸；可灸。

7. 曲鬓（GB7）

定位：在头部，耳前鬓角发际后缘与耳尖水平线的交点处（如图13-2-1）。

主治：头痛、齿痛、牙关紧闭、暴喑。

刺灸法：平刺0.5～0.8寸；可灸。

8. 率谷（GB8）

定位：在头部，耳尖直上入发际1.5寸。角孙直上，入发际1.5寸。咀嚼时，以手按之有肌肉鼓动（如图13-2-1）。

主治：偏头痛、眩晕、小儿急慢性惊风、耳鸣、耳聋。

刺灸法：平刺0.5～1寸；可灸。

9. 天冲（GB9）

定位：在头部，耳根后缘直上，入发际2寸。率谷之后0.5寸（如图13-2-1）。

主治：头痛、牙龈肿痛、癫痫。

刺灸法：平刺0.5～0.8寸；可灸。

10. 浮白（GB10）

定位：在头部，耳后乳突的后上方，从天冲至完骨的弧形连线（其弧度与耳郭弧度相应）的上1/3与下2/3交点处（如图13-2-1）。

主治：头痛、耳鸣、耳聋、目痛、瘿气。

刺灸法：平刺0.5～0.8寸；可灸。

11. 头窍阴（GB11）

定位：在头部，耳后乳突的后上方，从天冲到完骨的弧形连线（其弧度与耳郭弧度相应）的上2/3与下1/3交点处（如图13-2-1）。

主治：头痛、耳鸣、耳聋。

刺灸法：平刺0.5～0.8寸；可灸。

12. 完骨（GB12）

定位：在头部，耳后乳突的后下方凹陷中（如图13-2-1）。

主治：头痛、颈项强痛、齿痛、口喎、疟疾、癫痫、失眠。

刺灸法：斜刺0.5～0.8寸；可灸。

13. 本神（GB13）

定位：在头部，前发际上0.5寸，头正中线旁开3寸。神庭（GV24）与头维（ST8）弧形连线（其弧度与前发际弧度相应）的内2/3与外1/3的交点处（如图13-2-2）。

主治：头痛、目眩、癫痫、小儿惊风。

刺灸法：平刺0.5～0.8寸；可灸。

14. *阳白（GB14）

定位：在头部，眉上1寸，瞳孔直上（如图13-2-2）。

主治：头痛、目眩、目痛、视物模糊、眼睑𬌗动、面瘫。

刺灸法：平刺0.5～0.8寸；可灸。

15. *头临泣（GB15）

定位：在头部，前发际上0.5寸，瞳孔直上。两目平视，瞳孔直上，正当神庭（GV24）与头维（ST8）弧形连线（其弧度与前发际弧度相应）的中点处（如图13-2-2）。

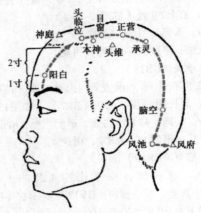

图13-2-2

主治：头痛、目眩、流泪、鼻塞、小儿惊痫。

刺灸法：平刺0.5～0.8寸；可灸。

16. 目窗（GB16）

定位：在头部，前发际上1.5寸，瞳孔直上。头临泣（GB15）直上1寸处（如图13-2-2）。

主治：头痛、目赤肿痛、青盲、鼻塞、癫痫、面部浮肿。

刺灸法：平刺0.5～0.8寸；可灸。

17. 正营（GB17）

定位：在头部，前发际上2.5寸，瞳孔直上。头临泣（GB15）直上2寸处（如图13-2-2）。

主治：头痛、目眩、齿痛。

刺灸法：平刺0.5～0.8寸；可灸。

18. 承灵（GB18）

定位：在头部，前发际上4寸，瞳孔直上。正营（GB17）后1.5寸，横平通天（BL7）（如图13-2-2）。

主治：头痛、眩晕、目痛、鼻塞、鼽（qiú）衄。

刺灸法：平刺0.5～0.8寸；可灸。

19. 脑空（GB19）

定位：在头部，横平枕外隆凸的上缘，风池（GB20）直上，横平脑户（GV17）、玉枕（BL9）（如图13-2-2）。

主治：头痛、目眩、颈项强痛、癫狂痫、惊悸。

刺灸法：平刺0.3～0.5寸；可灸。

20. *风池（GB20）

定位：在颈后区，枕骨之下，胸锁乳突肌上端与斜方肌上端之间的凹陷中（如图13-2-2）。

主治：头痛、眩晕、目赤肿痛、鼻渊、鼻衄、耳鸣、耳聋、颈项强痛、感冒、癫痫、中风、热病、瘿气。

刺灸法：针尖微下，向鼻尖斜刺0.8～1.2寸，或平刺透风府穴，深部为延髓，必须严格掌握针刺角度与深度；可灸。

21. *肩井（GB21）

定位：在肩胛区，第七颈椎棘突与肩峰最外侧点连线的中点（如图13-2-3）。

主治：头项强痛、肩背疼痛、上肢不遂、难产、胞衣不下、乳痈、乳汁不下、瘰疬。

刺灸法：直刺0.5～0.8寸，深部正当肺尖，不可深刺，孕妇禁针；可灸。

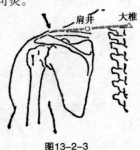

图13-2-3

22. 渊腋（GB22）

定位：在胸外侧区，第四肋间隙中，在腋中线上（如图13-2-4）。

主治：胸痛、胁痛、上肢痹痛。

刺灸法：斜刺或平刺0.5～0.8寸，不可深刺，以免伤及内部重要脏器。

23. 辄（zhé）筋（GB23）

定位：在胸外侧区，第四肋间隙中，在腋中线前1寸（如图13-2-4）。

主治：胸痛、胁痛、气喘、呕吐、吞酸。

刺灸法：斜刺或平刺0.5～0.8寸，不可深刺，以免伤及内部重要脏器。

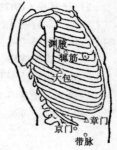

图13-2-4

24. *日月（GB24）胆募穴

定位：在胸部，第七肋间隙中，前正中线旁开4寸（如图13-2-5）。

主治：呕吐、吞酸、胁肋疼痛、呃逆、黄疸。

刺灸法：斜刺或平刺0.5～0.8寸，不可深刺，以免伤及内部重要脏器；可灸。

25. 京门（GB25）肾募穴

定位：在上腹部，第十二肋骨游离端的下际。侧卧举

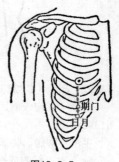

图13-2-5

臂，从腋后线的肋弓软骨缘下方向后触及第十二肋骨游离端，在下方取穴（如图13-2-4）。

主治：小便不利、水肿、腰痛、胁痛、腹胀、泄泻。

刺灸法：直刺0.3～0.5寸，不可深刺，以免伤及内部重要脏器；可灸。

26. *带脉（GB26）

定位：在侧腹部，第十一肋骨游离端垂线与脐水平线的交点上（如图13-2-4）。

主治：经闭、月经不调、带下、腹痛、疝气、腰胁痛。

刺灸法：直刺1～1.5寸；可灸。

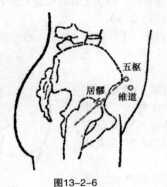

图13-2-6

27. 五枢（GB27）

定位：在下腹部，横平脐下3寸，髂前上棘内侧（如图13-2-6）。

主治：腹痛、疝气、带下、便秘、阴挺。

刺灸法：直刺1～1.5寸；可灸。

28. 维道（GB28）

定位：在下腹部，髂前上棘内下0.5寸，五枢内下0.5寸（如图13-2-6）。

主治：腹痛、疝气、带下、阴挺。

刺灸法：直刺或向前下方斜刺1～1.5寸；可灸。

29. 居髎（GB29）

定位：在臀区，髂前上棘与股骨大转子最凸点连线的中点处（如图13-2-6）。

主治：腰痛、下肢痿痹、瘫痪、疝气。

刺灸法：直刺1～1.5寸；可灸。

30. *环跳（GB30）

定位：在臀区，股骨大转子最凸点与骶管裂孔连线的外1/3与内2/3交点处（如图13-2-7）。

主治：腰胯疼痛、半身不遂、下肢痿痹。

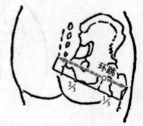

图13-2-7

刺灸法：直刺2~3寸；可灸。

31. *风市（GB31）

定位：在股部，直立垂手，掌心贴于大腿时，中指尖所指凹陷中，髂胫束后缘（如图13-2-8）。

主治：半身不遂、下肢痿痹、遍身瘙痒、脚气。

刺灸法：直刺1~2寸；可灸。

32. 中渎（dú）（GB32）

定位：在股部，腘横纹上7寸，髂胫束后缘（如图13-2-8）。

主治：下肢痿痹麻木、半身不遂。

刺灸法：直刺1~1.5寸；可灸。

33. 膝阳关（GB33）

定位：在膝部，股骨外上髁后上缘，股二头肌腱与髂胫束之间的凹陷中（如图13-2-8）。

主治：膝腘肿痛挛急、小腿麻木。

刺灸法：直刺0.8~1寸。

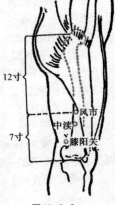

图13-2-8

34. *阳陵泉（GB34）合穴；胆下合穴；八会穴之筋会

定位：在小腿外侧，腓骨头前下方凹陷中（如图

13-2-9）。

主治：胁痛、口苦、呕吐、半身不遂、下肢痿痹、脚气、黄疸、小儿惊风。

刺灸法：直刺1~1.5寸；可灸。

35. 阳交（GB35）阳维脉郄穴

定位：在小腿外侧，外踝尖上7寸，腓骨后缘。外踝尖与腘横纹外侧段连线中点下1寸，外丘（GB36）后（如图13-2-9）。

主治：胸胁胀满、下肢痿痹、癫狂。

刺灸法：直刺1~1.5寸；可灸。

36. 外丘（GB36）郄穴

定位：在小腿外侧，外踝尖上7寸，腓骨前缘。外踝尖与腘横纹外侧段连线中点下1寸，阳交（GB35）前（如图13-2-9）。

主治：颈项强痛、胸胁胀满、下肢痿痹、癫狂。

刺灸法：直刺1~1.5寸；可灸。

37. *光明（GB37）络穴

定位：在小腿外侧，外踝尖上5寸，腓骨前缘（如图

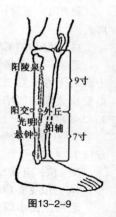

图13-2-9

13-2-9）。

主治：目痛、夜盲、下肢痿痹、乳房胀痛。

刺灸法：直刺1~1.5寸；可灸。

38. 阳辅（GB38）

定位：在小腿外侧，外踝尖上4寸，腓骨前缘（如图13-2-9）。

主治：偏头痛、目外眦痛、咽喉肿痛、瘰疬、胸胁胀痛、脚气、下肢痿痹、半身不遂。

刺灸法：直刺0.8~1寸；可灸。

39. *悬钟（GB39）八会穴之髓会

定位：在小腿外侧，外踝尖上3寸，腓骨前缘（如图13-2-9）。

主治：项强、胸胁胀痛、下肢痿痹、咽喉肿痛、脚气、半身不遂、痔疾、偏头痛。

刺灸法：直刺0.8~1寸；可灸。

40. *丘墟（GB40）原穴

定位：在踝区，外踝的前下方，趾长伸肌腱的外侧凹陷中（如图13-2-10）。

主治：颈项痛、胸胁胀痛、下肢痿痹、疟疾、踝痛。

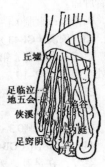

图13-2-10

刺灸法：直刺0.5～0.8寸；可灸。

41. *足临泣（GB41）输穴；八脉交会穴，通于带脉

定位：在足背，第四、第五跖骨底结合部的前方，第五趾长伸肌腱外侧凹陷中（如图13-2-10）。

主治：目赤肿痛、胁肋疼痛、月经不调、遗溺、乳痈、瘰疬、疟疾、足跗疼痛、偏头痛。

刺灸法：直刺0.3～0.5寸；可灸。

42. 地五会（GB42）

定位：在足背，第四、第五跖骨间，第四跖趾关节近端凹陷中（如图13-2-10）。

主治：头痛、目赤、耳鸣、胁痛、乳痈、内伤出血、足背肿痛。

刺灸法：直刺0.3～0.5寸；可灸。

43. 侠溪（GB43）荥穴

定位：在足背，第四、第五趾间，趾蹼缘后方赤白肉际处（如图13-2-10）。

主治：头痛、目眩、耳鸣、耳聋、目赤肿痛、热病、胁肋疼痛、乳痈。

刺灸法：直刺0.3～0.5寸；可灸。

44. *足窍阴（GB44）井穴

定位：在足趾，第四趾末节外侧，趾甲根角侧后方0.1寸（指寸）（如图13-2-10）。

主治：头痛、目赤肿痛、耳聋、咽喉肿痛、热病、失

眠、胁痛。

　　刺灸法：浅刺0.1寸，或点刺出血；可灸。

　　足少阳胆经所属穴位歌诀：

　　足少阳经瞳子髎，四十四穴行迢迢，

　　听会上关颔厌集，悬颅悬厘曲鬓翘，

　　率谷天冲浮白次，窍阴完骨本神邈，

　　阳白临泣目窗辟，正营承灵脑空摇，

　　风池肩井渊液部，辄筋日月京门标，

　　带脉五枢维道续，居髎环跳风市招，

　　中渎阳关阳陵穴，阳交外丘光明青，

　　阳辅悬钟丘墟外，足临泣下跖骨间，

　　地五会连侠溪穴，足窍阴在四趾梢。

　　足少阳胆经穴位主治概要：

　　（1）头面部穴位：局部病，目、鼻、耳病；风池作用广泛，肩井作用特殊。

　　（2）胸胁部穴位：局部病。两个募穴。

　　（3）腰腹部穴位：带脉病为主，疝气。

　　（4）股部穴位：局部病。

　　（5）膝以下穴位：胆经所过部位疾患，胆腑病。

　　（6）踝以下穴位：热病。

第14章　足厥阴肝经

第1节　足厥阴肝经经脉循行

1. 经脉循行

起于大指丛毛之际，上循足跗上廉，去内踝1寸，上踝8寸，交出太阴之后，上腘内廉，循股阴，入毛中，环阴器，抵小腹，挟胃，属肝，络胆，上贯膈，布胁肋，循喉咙之后，上入颃（hóng）颡（sǎng），连目系，上出额，与督脉会于巅。

其支者，从目系下颊里，环唇内。

其支者，复从肝别，贯膈，上注肺。

2. 注释

丛毛：此指大趾爪甲后有毫毛处，意同"三毛"。

足跗上廉：指太冲穴所在处。

上入颃颡：颃颡，有许多解释，从各家论述看，应为下当咽喉部，上至鼻咽部。故足厥阴经脉有嗌干一症。肝经从鼻咽连系目系。

注肺：肺经起于中焦，肝经上注肺而不下至中焦的道理，因中焦为气血生化之源，肺经在此受血开始血气流行，中焦只是表明血气的来源，从肝再注肺则是说明血气流注环周不休。

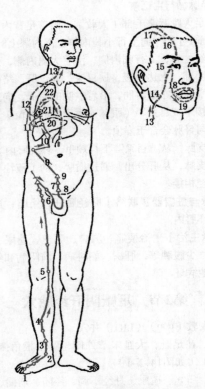

图14-1-1　足厥阴肝经经脉循行示意图

3. 经脉循行白话解

起于足大趾背毫毛部（大敦），沿着足背内侧上行，经过内踝前1寸处，向上行小腿内侧，离内踝上8寸处交出足太阴脾经之后，上行腘内侧，沿着大腿内侧，进入阴毛中，环绕阴部，上达小腹，挟胃旁，属于肝，络于胆，向上通过横膈，分布于胁肋，沿着喉咙的后面，向上进入鼻咽部，连接于"目系"（眼球连系于脑的部位），向上出于前额，与督脉会合于巅顶。

目系支脉，从"目系"下行颊里，环绕唇内。

肝部支脉，从肝分出，通过横膈，向上流注于肺，与手太阴肺经相接。

【经脉与脏腑器官联络】肝经属肝，络胆；过阴器，连目系，环唇内。

【经脉主治】主治腰痛、胸满、呃逆、遗尿、小便不利、疝气、少腹肿等，肝病、妇科病、前阴病和经脉循行部位的其他病证。

第2节　足厥阴肝经腧穴

1. *大敦（dūn）（LR1）井穴

定位：在足趾，大趾末节外侧，趾甲根角侧后方0.1寸（指寸）（如图14-2-1）。

主治：疝气、遗尿、月经不调、经闭、崩漏、阴挺、癫痫、癃闭。

刺灸法：斜刺0.1～0.2寸，或点刺出血；可灸。

2. *行间（LR2）荥穴

定位：在足背，第一、第二趾之间，趾蹼缘的后方赤白肉际处（如图14-2-1）。

主治：头痛、目眩、目赤肿痛、青盲、口喝、胁痛、疝气、小便不利、崩漏、癫痫、月经不调、痛经、带下、中风。

刺灸法：直刺0.5～0.8寸；可灸。

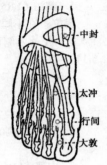

图14-2-1

3. *太冲（LR3）输穴；原穴

定位：在足背，第一、第二跖骨间，跖骨底结合部前方凹陷中，或触及动脉搏动。从第一、第二跖骨间向后推移至底部的凹陷中取穴（如图14-2-1）。

主治：头痛、眩晕、目赤肿痛、口喝、胁痛、遗尿、疝气、崩漏、月经不调、癫痫、呃逆、小儿惊风、下肢痿痹。

刺灸法：直刺0.5～0.8寸；可灸。

4. 中封（LR4）经穴

定位：在踝区，内踝前，胫骨前肌肌腱的内侧缘凹陷中。商丘（SP5）与解溪（ST41）中间（如图14-2-1）。

主治：疝气、遗精、小便不利、腹痛、内踝肿痛。

刺灸法：直刺0.5～0.8寸；可灸。

5. 蠡沟（LR5）络穴

定位：在小腿内侧，内踝尖上5寸，胫骨内侧面的中央（如图14-2-2）。

主治：小便不利、遗尿、月经不调、带下、下肢痿痹、足胫疼痛。

刺灸法：平刺0.5～0.8寸；可灸。

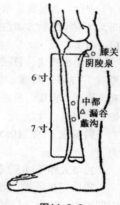

图14-2-2

6. 中都（LR6）郄穴

定位：在小腿内侧，内踝尖上7寸，胫骨内侧面的中央（如图14-2-2）。

主治：疝气、崩漏、腹痛、泄泻、恶露不尽。

刺灸法：平刺0.5～0.8寸；可灸。

7. 膝关（LR7）

定位：在膝部，胫骨内侧髁的下方，阴陵泉（SP9）后1寸（如图14-2-2）。

主治：膝髌肿痛、下肢痿痹。

刺灸法：直刺1～1.5寸；可灸。

8. *曲泉（LR8）合穴

定位：在膝部，腘横纹内侧端，半腱肌肌腱内缘凹陷

中。屈膝，在膝内侧横纹端
最明显的肌腱内侧凹陷中取
穴（如图14-2-3）。

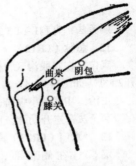

图14-2-3

主治：腹痛、小便不
利、遗精、阴痒、膝痛、月
经不调、痛经、带下。

刺灸法：直刺1～1.5寸；
可灸。

9. 阴包（LR9）

定位：在股前区，髌底
上4寸，股薄肌与缝匠肌之间（如图14-2-3）。

主治：腹痛、遗尿、小便不利、月经不调。

刺灸法：直刺1～1.5寸；可灸。

10. 足五里（LR10）

定位：在股前区，气冲（ST30）直下3寸，动脉搏动
处（如图14-2-4）。

主治：小腹痛、小便不利、阴
挺、睾丸肿痛。

刺灸法：直刺1～1.5寸；可灸。

11. 阴廉（LR11）

定位：在股前区，气冲
（ST30）直下2寸（如图14-2-4）。

主治：月经不调、带下、小腹

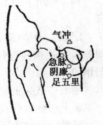

图14-2-4

痛。

刺灸法：直刺1～1.5寸；可灸。

12. 急脉（LR12）

定位：在腹股沟区，横平耻骨联合上缘，前正中线旁开2.5寸（如图14-2-4）。

主治：疝气、小腹痛、阴挺。

刺灸法：避开动脉，直刺0.5～0.8寸；可灸。

13. *章门（LR13）脾募穴；八会穴之脏会

定位：在侧腹部，第十一肋游离端的下际（如图14-2-5）。

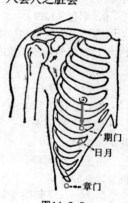

主治：腹痛、腹胀、泄泻、胁痛、痞块、黄疸。

刺灸法：斜刺0.5～0.8寸；可灸。

14. *期门（LR14）肝募穴

定位：在胸部，第六肋间隙，前正中线旁开4寸（如图14-2-5）。

图14-2-5

主治：胸胁胀痛、腹胀、呕吐、乳痈。

刺灸法：斜刺或平刺0.5～0.8寸；可灸。

足厥阴肝经所属穴位歌诀：

一十四穴足厥阴，大敦行间太冲侵，

中封蠡沟中都迹，膝关曲泉阴包临，

五里阴廉急脉穴，章门常对期门深。

足厥阴肝经穴位主治概要：

（1）足上穴位：肝经所过头面五官、胸肺、肝、胆、胃、泌尿生殖系、下肢局部病变。

（2）踝至腹股沟穴位：泌尿生殖系、少腹痛、疝气、局部病。曲泉治疗范围广。

（3）胸胁穴位：局部病变，癫狂痫。

第15章 督　脉

第1节　督脉循行

1. 经脉循行

起于少腹，以下骨中央（胞中），下出会阴，经长强，行于后背正中，上至风府，入属于脑，上巅，循额，至鼻柱，经素髎、水沟，会手足阳明，至兑端，入龈交。

分支，其少腹直上者，贯脐中央，上贯心，入喉，上颐，环唇，上系两目之下中央。

络脉，督脉之别，名曰长强，挟膂上项，散头上，下当肩胛左右，别走太阳，入贯膂。

2. 注释

骨中央：指小骨盆之中央。

胞中：指内生殖器。张介宾注："在女子为孕育胎儿之所，在男子为藏精之所。"

会阴：《素问·骨空论》称之为"篡"，原意指肛门，又误作"篡"。会阴穴为本经与任脉的交会穴。

入属于脑：见《难经·二十八难》。督脉在内行于脊里，如属于脑；在外行于后背与头正中线。

上巅，循额，至鼻柱：见《甲乙经》。

经素髎……入龈交：见《奇经八脉考》。

3. 经脉循行白话解

起于小腹内,下出于会阴,经长强穴沿后背正中脊柱之内上行达项后风府穴,进入脑内,上行巅顶,循前额正中线到鼻柱下端,下行人中沟,入上唇系带与齿龈相接处。

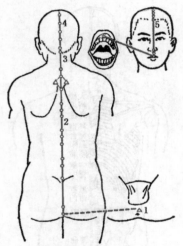

图15-1-1 督脉循行示意图

【经脉主治】主治脊柱强痛、角弓反张等,神志病、热病和腰骶(dǐ)、背、头项局部病证,以及相应的内脏疾病。

第2节 督脉腧穴

1. *长强（GV1）络穴

定位：在会阴区，尾骨下方，尾骨端与肛门连线的中点处（如图15-2-1）。

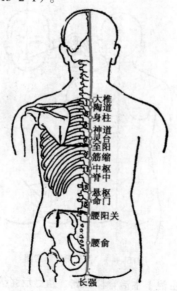

图中标注（自上而下）：

椎道柱
大陶道身合阳
身神灵至
灵筋缩
筋中脊枢中
脊悬枢门
悬命
命腰阳关

腰俞

长强

图15-2-1

主治：泄泻、便血、便秘、痔疾、脱肛、癫狂痫、腰脊和尾骶部疼痛。

刺灸法：斜刺，针尖向上与骶骨平行刺入0.5～1寸，不得刺穿直肠，以防感染；不灸。

2. 腰俞（GV2）

定位：在骶区，正对骶管裂孔，后正中线上（如图15-2-1）。

主治：月经不调、痔疾、腰脊强痛、下肢痿痹、癫痫。

刺灸法：向上斜刺0.5～1寸；可灸。

3. *腰阳关（GV3）

定位：在脊柱区，第四腰椎棘突下凹陷中，后正中线上（如图15-2-1）。

主治：月经不调、遗精、阳痿、腰骶痛、下肢痿痹。

刺灸法：向上微斜刺0.6～1寸；可灸。

4. *命门（GV4）

定位：在脊柱区，第二腰椎棘突下凹陷中，后正中线上（如图15-2-1）。

主治：遗精、阳痿、带下、遗尿、尿频、月经不调、泄泻、腰脊强痛、手足逆冷。

刺灸法：向上斜刺0.5～1寸；可灸。

5. 悬枢（GV5）

定位：在脊柱区，第一腰椎棘突下凹陷中，后正中线上（如图15-2-1）。

主治：泄泻、腹痛、腰脊强痛。

刺灸法：向上微斜刺0.5～1寸；可灸。

6. 脊中（GV6）

定位：在脊柱区，第十一胸椎棘突下凹陷中，后正中线上（如图15-2-1）。

主治：泄泻、黄疸、痔疾、小儿疳积、脱肛、腰脊强痛。

刺灸法：向上微斜刺0.5～1寸。

7. 中枢（GV7）

定位：在脊柱区，第十胸椎棘突下凹陷中，后正中线上（如图15-2-1）。

主治：黄疸、呕吐、腹满、腰脊强痛。

刺灸法：向上微斜刺0.5～1寸。

8. 筋缩（GV8）

定位：在脊柱区，第九胸椎棘突下凹陷中，后正中线上（如图15-2-1）。

主治：癫痫、抽搐、背强、胃痛。

刺灸法：向上微斜刺0.5～1寸；可灸。

9. *至阳（GV9）

定位：在脊柱区，第七胸椎棘突下凹陷中，后正中线上（如图15-2-1）。

主治：胸胁胀满、黄疸、咳嗽、气喘、背痛、脊强。

刺灸法：向上微斜刺0.5～1寸；可灸。

10. 灵台（GV10）

定位：在脊柱区，第六胸椎棘突下凹陷中，后正中线上（如图15-2-1）。

主治：咳嗽、气喘、疔疮、脊背强痛。

刺灸法：向上斜刺0.5～1寸；可灸。

11. 神道（GV11）

定位：在脊柱区，第五胸椎棘突下凹陷中，后正中线上（如图15-2-1）。

主治：心悸、健忘、咳嗽、脊背强痛。

刺灸法：向上微斜刺0.5～1寸；可灸。

12. 身柱（GV12）

定位：在脊柱区，第三胸椎棘突下凹陷中，后正中线上（如图15-2-1）。

主治：咳嗽、气喘、癫痫、脊背强痛。

刺灸法：向上微斜刺0.5～1寸；可灸。

13. 陶道（GV13）

定位：在脊柱区，第一胸椎棘突下凹陷中，后正中线上（如图15-2-1）。

主治：头痛、疟疾、热病、脊强。

刺灸法：向上微斜刺0.5～1寸；可灸。

14. *大椎（GV14）

定位：在脊柱区，第七颈椎棘突下凹陷中，后正中线上（如图15-2-1）。

主治：热病、疟疾、咳嗽、气喘、骨蒸盗汗、癫痫、头痛项强、肩背痛、腰脊强痛、风疹、小儿惊风。

刺灸法：直刺0.5~1寸；可灸。

15．*哑门（GV15）

定位：在颈后区，第二颈椎棘突上际凹陷中，后正中线上（如图15-2-2）。

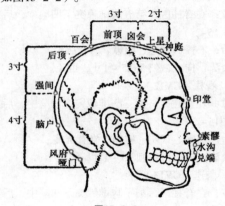

图15-2-2

主治：暴喑、舌强不语、癫狂痫、头痛、项强。

刺灸法：直刺或向下斜刺0.5~1寸，不可向上斜刺或深刺。因为深部接近延髓，必须严格掌握针刺的角度和深度。

16．*风府（GV16）

定位：在颈后区，枕外隆凸直下，两侧斜方肌之间凹陷中（如图15-2-2）。

主治：头痛、项强、眩晕、咽喉肿痛、失音、癫狂、中风、半身不遂。

刺灸法：直刺或向下斜刺0.5～1寸，不可深刺，以免伤及深部延髓。

17. 脑户（GV17）

定位：在头部，枕外隆凸的上缘凹陷中（如图15-2-2）。

主治：头痛、头晕、项强、失音、癫痫。

刺灸法：平刺0.5～0.8寸；可灸。

18. 强间（GV18）

定位：在头部，后发际正中直上4寸（如图15-2-2）。

主治：头痛、目眩、项强、癫痫。

刺灸法：平刺0.5～0.8寸；可灸。

19. 后顶（GV19）

定位：在头部，后发际正中直上5.5寸（如图15-2-2）。

主治：头痛、眩晕、癫狂痫。

刺灸法：平刺0.5～0.8寸；可灸。

20. *百会（GV20）

定位：在头部，前发际正中直上5寸（如图15-2-2）。

主治：头痛、眩晕、中风失语、癫狂、脱肛、泄泻、阴挺、健忘、不寐。

　　刺灸法：平刺0.5～0.8寸；可灸。

　　21. 前顶（GV21）

　　定位：在头部，前发际正中直上3.5寸（如图15-2-2）。

　　主治：头痛、眩晕、鼻渊、癫痫。

　　刺灸法：平刺0.5～0.8寸；可灸。

　　22. 囟会（GV22）

　　定位：在头部，前发际正中直上2寸（如图15-2-2）。

　　主治：头痛、眩晕、鼻渊、癫痫

　　刺灸法：平刺0.5～0.8寸，小儿前囟未闭者禁针；可灸。

　　23. *上星（GV23）

　　定位：在头部，前发际正中直上1寸（如图15-2-2）。

　　主治：头痛、目痛、鼻渊、鼻衄、癫狂、疟疾、热病。

　　刺灸法：平刺0.5～1寸；可灸。

　　24. 神庭（GV24）

　　定位：在头部，前发际正中直上0.5寸（如图15-2-2）。

　　主治：头痛、眩晕、失眠、鼻渊、癫痫。

　　刺灸法：平刺0.5～0.8寸；可灸。

　　25. *素髎（GV25）

　　定位：在面部，鼻尖的正中央（如图15-2-2）。

主治：鼻渊、鼻衄、喘息、昏迷、惊厥、新生儿窒息。

刺灸法：向上斜刺0.3～0.5寸，或点刺出血。

26. *水沟（人中GV26）

定位：在面部，人中沟的上1/3与中1/3交点处（如图15-2-2）。

主治：昏迷、晕厥、癫狂痫、小儿惊风、口角㖞斜、腰脊强痛。

刺灸法：向上斜刺0.3～0.5寸，或用指甲按掐。

27. 兑端（GV27）

定位：在面部，上唇结节的中点（如图15-2-2）。

主治：癫狂、齿龈肿痛、口㖞、鼻衄。

刺灸法：向上斜刺0.2～0.3寸。

28. 龈交（GV28）

定位：在上唇内，上唇系带与上牙龈的交点（如图15-2-3）。

主治：癫狂、齿龈肿痛、口㖞、口臭、鼻渊。

刺灸法：向上斜刺0.2～0.3寸，或点刺出血。

29. 印堂（GV29）

定位：在头部，两眉毛

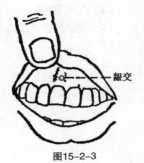

图15-2-3

内侧端中间的凹陷中（如图15-2-2）。

主治：头痛、眩晕、鼻衄、鼻渊、小儿惊风、失眠。

刺灸法：提捏局部皮肤，平刺0.3～0.5寸，或用三棱针点刺出血；可灸。

督脉所属穴位歌诀：

督脉二八行于脊，长强腰俞阳关密，

命门悬枢接脊中，中枢筋缩至阳逸，

灵台神道身柱长，陶道大椎平肩列，

哑门风府上脑户，强间后顶百会率，

前顶囟会下上星，神庭素髎水沟系，

兑端龈交唇外内，印堂央在两眉间。

督脉穴位主治概要：

（1）所有穴位：经脉所过部位病变。

（2）所有穴位：神志病。

（3）头顶和项部穴位：鼻病、感冒。

（4）大椎治疗范围广。

第16章 任 脉

第1节 任脉循行

1. 经脉循行

起于胞中，出于会阴，上循毛际，循腹里，上关元，至咽喉，上颐循面入目。

络脉，任脉之别，名曰尾翳，下鸠尾，散于腹。

2. 注释

起于胞中：据《灵枢·五音五味》："冲脉、任脉皆起于胞中"。《素问·骨空论》言："起于中极之下"，"下"指内（深部）。杨上善注："中极之下，即是胞中"。

上颐循面入目：《难经》无此六字。颐，指下颌部。

3. 经脉循行白话解

起于小腹内，下出于会阴，向上行于阴毛部，沿着腹内，向上经过关元等穴，到达咽喉部，再上行环绕口唇，经过面部，进入目眶下（承泣）。

【经脉与脏腑器官联络】咽喉、目。

【经脉主治】主治疝气、带下、腹中结块等，腹、胸、颈、头面的局部病证和相应的内脏器官疾病，少数腧穴有强壮作用或可治疗神志病。

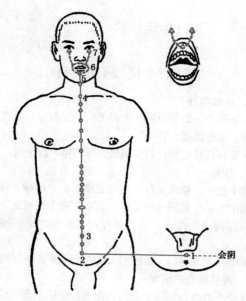

图16-1-1　任脉循行示意图

第2节　任脉腧穴

1. 会阴（CV1）

定位：在会阴区，男性在阴囊根部与肛门连线的中点，女性在大阴唇后联合与肛门连线的中点（如图

16-2-1）。

主治：小便不利、阴痛、痔疾、遗精、月经不调、癫狂、昏迷、溺水窒息。

图16-2-1

刺灸法：直刺0.5~1寸；可灸。孕妇慎用。

2. 曲骨（CV2）

定位：在下腹部，耻骨联合上缘，前正中线上（如图16-2-2）。

主治：小便不利、遗尿、遗精、阳痿、痛经、月经不调、带下。

刺灸法：直刺0.5~1寸，内为膀胱，应在排尿后进行针刺；可灸。孕妇慎用。

3. *中极（CV3）膀胱募穴

定位：在下腹部，脐中下4寸，前正中线上（如图16-2-2）。

主治：小便不利、遗尿、疝气、遗精、阳痿、月经不调、崩漏、带下、阴挺、不孕。

刺灸法：直刺0.5~1寸；可灸。孕妇慎用。

4. *关元（CV4）小肠募穴

定位：在下腹部，脐中下3寸，前正中线上（如图16-2-2）。

主治：遗尿、小便频数、尿闭、泄泻、腹痛、遗精、阳痿、疝气、月经不调、带下、不孕、中风脱证、虚劳羸瘦（本穴有强壮作用，为保健要穴）。

刺灸法：直刺1~2寸；可灸。孕妇慎用。

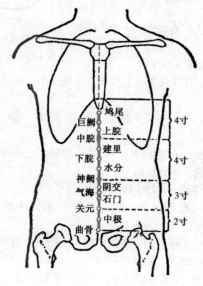

图16-2-2

5. 石门（CV5）三焦募穴

定位：在下腹部，脐中下2寸，前正中线上（如图16-2-2）。

主治：腹痛、水肿、疝气、小便不利、泄泻、经闭、带下、崩漏。

刺灸法：直刺1~2寸；可灸。孕妇慎用。

6. *气海（CV6）肓之原穴

定位：在下腹部，脐中下1.5寸，前正中线上（如图16-2-2）。

主治：腹痛、泄泻、便秘、遗尿、疝气、遗精、阳痿、月经不调、经闭、崩漏、虚脱、形体羸瘦（本穴有强壮作用，为保健要穴）。

刺灸法：直刺1~2寸；可灸。孕妇慎用。

7. 阴交（CV7）

定位：在下腹部，脐中下1寸，前正中线上（如图16-2-2）。

主治：腹痛、疝气、水肿、月经不调、带下。

刺灸法：直刺1~2寸；可灸。孕妇慎用。

8. *神阙（CV8）

定位：在脐区，脐中央（如图16-2-2）。

主治：腹痛、泄泻、脱肛、水肿、虚脱。

刺灸法：因消毒不便，故一般不针，多用艾条灸或艾炷隔盐灸。

9. 水分（CV9）

定位：在上腹部，脐中上1寸，前正中线上（如图16-2-2）。

主治：水肿、小便不通、腹泻、腹痛、反胃、吐食。

刺灸法：直刺1～2寸；可灸。

10. *下脘（CV10）

定位：在上腹部，脐中上2寸，前正中线上（如图16-2-2）。

主治：腹痛、腹胀、泄泻、呕吐、食谷不化、痞块。

刺灸法：直刺1～2寸；可灸。

11. 建里（CV11）

定位：在上腹部，脐中上3寸，前正中线上（如图16-2-2）。

主治：胃痛、呕吐、食欲不振、腹胀、水肿。

刺灸法：直刺1～2寸；可灸。

12. *中脘（CV12）胃募穴；八会穴之腑会

定位：在上腹部，脐中上4寸，前正中线上（如图16-2-2）。

主治：胃痛、呕吐、吞酸、呃逆、腹胀、泄泻、黄疸、癫狂。

刺灸法：直刺1～1.5寸；可灸。

13. 上脘（CV13）

定位：在上腹部，脐中上5寸，前正中线上（如图16-2-2）。

主治：胃痛、呕吐、呃逆、腹胀、癫痫。

刺灸法：直刺1～1.5寸；可灸。

14. 巨阙（CV14）心募穴

定位：在上腹部，脐中上6寸，前正中线上（如图16-2-2）。

主治：胸痛、心痛、心悸、呕吐、癫狂痫。

刺灸法：向上斜刺0.5～1寸，不可深刺，以免损伤肝脏；可灸。

15. 鸠尾（CV15）络穴；膏之原穴

定位：在上腹部，剑胸结合下1寸，前正中线上（如图16-2-2）。

主治：胸痛、呃逆、腹胀、癫狂痫。

刺灸法：向上斜刺0.5～1寸。

16. 中庭（CV16）

定位：在上腹部，剑胸结合中点处，前正中线上（如图16-2-3）。

主治：胸胁胀痛、心痛、呕吐、小儿吐乳。

刺灸法：平刺0.3～0.5寸；可灸。

17. *膻（dàn）中（CV17）心包募穴；八会穴之气会

定位：在上腹部，横平第四肋间隙，前正中线上（如图16-2-3）。

主治：咳嗽、气喘、胸痛、心悸、乳少、呕吐、噎（yē）膈。

刺灸法：平刺0.3～0.5寸；可灸。

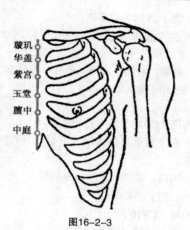

璇玑
华盖
紫宫
玉堂
膻中
中庭

图16-2-3

18. 玉堂（CV18）

定位：在上腹部，横平第三肋间隙，前正中线上（如图16-2-3）。

主治：咳嗽、气喘、胸痛、呕吐。

刺灸法：平刺0.3～0.5寸；可灸。

19. 紫宫（CV19）

定位：在上腹部，横平第二肋间隙，前正中线上（如图16-2-3）。

主治：咳嗽、气喘、胸痛。

刺灸法：平刺0.3～0.5寸；可灸。

20. 华盖（CV20）

定位：在上腹部，横平第一肋间隙，前正中线上（如图16-2-3）。

主治：咳嗽、气喘、胸胁胀痛。

刺灸法：平刺0.3～0.5寸；可灸。

21. 璇玑（ʃ）（CV21）

定位：在胸部，胸骨上窝下1寸，前正中线上。在前正中线，天突下1寸（如图16-2-3）。

主治：咳嗽、气喘、胸痛、咽喉肿痛。

刺灸法：平刺0.3～0.5寸；可灸。

22. *天突（CV22）

定位：在颈前区，胸骨上窝中央，前正中线上。两侧锁骨中间凹陷中（如图16-2-4）。

主治：咳嗽、气喘、胸痛、咽喉肿痛、暴喑、瘿气、梅核气、噎膈。

刺灸法：先直刺0.2寸，然后将针尖转向下方，紧靠胸骨后方刺入1～1.5寸；可灸。

23. *廉泉（CV23）

定位：在颈前区，喉结上方，舌骨上缘凹陷中，前正中线上（如图16-2-4）。

主治：舌下肿痛、舌纵流涎、舌强不语、暴喑、喉痹、吞咽困难。

刺灸法：向舌根斜刺0.5～0.8寸；可灸。

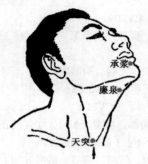

图16-2-4

24. *承浆（CV24）

定位： 在面部，颏唇沟的正中凹陷处（如图16-2-4）。

主治： 口㖞、齿龈肿痛、流涎、暴喑、癫狂。

刺灸法： 斜刺0.3～0.5寸；可灸。

任脉所属穴位歌诀：

任脉廿四起会阴，曲骨中极关元针，

石门气海阴交生，神阙一寸上水分，

下脘建里中上脘，巨阙鸠尾步中庭，

膻中玉堂连紫宫，华盖璇玑天突逢，

廉泉承浆任脉终。

任脉穴位主治概要：

以局部和就近病变为主，有的穴位有强壮作用，如中极、关元、气海、神阙。

第17章 奇 穴

第1节 头颈部奇穴

1. 四神聪（EX-HN1）

定位：在头部，百会前后左右各旁开1寸，共4穴（如图17-1-1）。

主治：头痛、眩晕、失眠、健忘、癫痫。

刺灸法：平刺0.5～0.8寸；可灸。

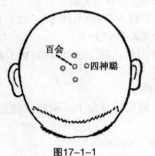

图17-1-1

2. 鱼腰（EX-HN3）

定位：在头部，瞳孔直上，眉毛中（如图17-1-2）。

主治：眉棱骨痛、眼睑瞤动、眼睑下垂、目赤肿痛、口眼喝斜、目翳。

刺灸法：平刺0.3～0.5寸；可灸。

3. 太阳（EX-HN4）

定位：在头部，眉梢与目外眦之间，向后约一横指的凹陷中。注：丝竹空与瞳子髎连线中点向外约一横指处（如图17-1-2）。

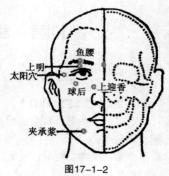

图17-1-2

主治：头痛、目疾、齿痛、目痛。

刺灸法：直刺或斜刺0.3～0.5寸，或点刺出血。

4. 球后（EX-HN7）

定位：在面部，眶下缘外1/4与内3/4交界处（如图17-1-2）。

主治：目疾。

刺灸法：轻压眼球向上，向眶缘缓慢直刺0.5～1.5寸，不提插。

5. 上迎香（EX-HN8）

定位：在面部，鼻翼软骨与鼻甲的交界处，近鼻翼沟上端处（如图17-1-2）。

主治：鼻渊、鼻部疮疖（jiē）、目赤肿痛、迎风流泪、头痛。

刺灸法：向内上方平刺0.3～0.5寸；可灸。

6. 夹承浆

定位：在面部，承浆穴旁开1寸（如图17-1-2）。

主治：齿龈肿痛、口蜗。

刺灸法：斜刺或平刺0.3～0.5寸；可灸。

7. 金津（EX-HN12）

定位：在口腔内，舌下系带左侧的静脉上（如图17-1-3）。

主治：口疮、舌强、舌肿、呕吐、消渴。

刺灸法：点刺出血。

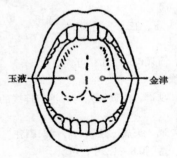

图17-1-3

8. 玉液（EX-HN13）

定位：在口腔内，舌下系带右侧的静脉上（如图17-1-3）。

主治：口疮、舌强、舌肿、呕吐、消渴。

刺灸法：点刺出血。

9. 牵正

定位：在面颊部，耳垂前 0.5～1寸处（如图17-1-4）。

主治：口㖞、口疮。

刺灸法：向前斜刺0.5～0.8寸；可灸。

10. 翳明（EX-HN14）

定位：在项部，翳风后1寸（如图17-1-4）。

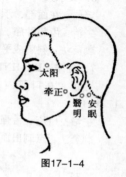

图17-1-4

主治：头痛、眩晕、目疾、耳鸣、失眠

刺灸法：直刺0.5～1寸；可灸。

11. 安眠

定位：在项部，当翳风穴与风池穴连线的中点（如图17-1-4）。

主治：失眠、头痛、眩晕、心悸、癫狂。

刺灸法：直刺0.8～1.2寸；可灸。

第2节　胸腹部奇穴

1. 子宫（EX-CA1）

定位：在下腹部，脐中下4寸，前正中线旁开3寸（如

图17-2-1）。

主治：阴挺、月经不调、痛经、崩漏、不孕。

刺灸法：直刺0.8～1.2寸。

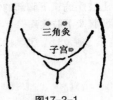

图17-2-1

2. 三角灸

定位：以两口角之间的长度为一边，作等边三角形，将顶角置于脐心，底边呈水平线，两底角处是该穴（如图17-2-1）。

主治：疝气、腹痛。

刺灸法：艾炷灸5～7壮。

第3节 背部奇穴

1. 定喘（EX-B1）

定位：在脊柱区，横平第七颈椎棘突下，后正中线旁开0.5寸（如图17-3-1）。

主治：哮喘、咳嗽、肩背痛。

刺灸法：直刺0.5～0.8寸；可灸。

2. 夹脊（EX-B2）

定位：在背腰部，当第一胸椎至第五腰椎棘突下两侧，后正中线旁开0.5寸，一侧17穴，左右共34穴（如图17-3-1）。

主治：适应范围较广，其中上胸部的穴位治疗心肺、上肢疾病；下胸部的穴位治疗胃肠疾病；腰部的穴位治疗腰腹及下肢疾病。

刺灸法：直刺0.3～0.5寸，或用梅花针扣刺；可灸。

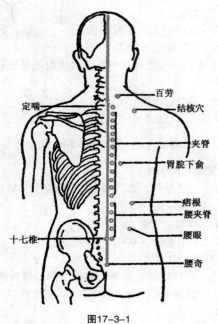

图17-3-1

3. 胃脘下俞（EX-B3）

定位：在脊柱区，横平第八胸椎棘突下，后正中线旁开1.5寸（如图17-3-1）。

主治：胃痛、腰痛、胸胁痛、消渴。

刺灸法：斜刺0.3～0.5寸；可灸。

4. 痞根（EX-B4）

定位：在腰区，横平第一腰椎棘突下，后正中线旁开3.5寸（如图17-3-1）。

主治：痞块、腰痛。

刺灸法：直刺0.5～1寸；可灸。

5. 腰眼（EX-B7）

定位：在腰部，当第四腰椎棘突下，旁开约3.5寸凹陷中（如图17-3-1）。

主治：腰痛、月经不调、带下。

刺灸法：直刺1～1.5寸；可灸。

6. 十七椎（EX-B8）

定位：在腰部，当后正中线上，第五腰椎棘突下（如图17-3-1）。

主治：腰腿痛、下肢瘫痪、崩漏、月经不调。

刺灸法：直刺0.5～1寸；可灸。

7. 腰奇（EX-B9）

定位：在骶区，尾骨端直上2寸，骶角之间凹陷中（如图17-3-1）。

主治：癫痫、头痛、失眠、便秘。

刺灸法：向上平刺1～1.5寸；可灸。

第4节　上肢部奇穴

1. 肩前（Jian Qian）

定位：在肩部，正坐垂臂，当腋前皱襞顶端与肩髃穴连线的中点（如图17-4-1）。

主治：肩臂痛、臂不能举。

刺灸法：直刺1～1.5寸；可灸。

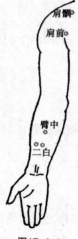

图17-4-1

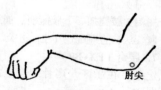

图17-4-2

2. 肘尖（EX-UE1）

定位：在肘后区，尺骨鹰嘴的尖端（如图17-4-2）。

主治：瘰疬、痈疽、肠痈。

刺灸法：艾炷灸7~15壮。

3. 二白（EX-UE2）

定位：在前臂前区，腕掌侧远端横纹上4寸，桡侧腕屈肌腱的两侧，一肢2穴（如图17-4-4）。

主治：痔疾、脱肛、前臂痛、胸胁痛。

刺灸法：直刺0.5~0.8寸；可灸。

4. 中泉（EX-UE3）

定位：在前臂后区，腕背侧远端横纹上，指总伸肌腱桡侧凹陷中（如图17-4-3）。

主治：胸闷、胃痛、呕吐。

刺灸法：直刺0.3~0.5寸；可灸。

5. 中魁（EX-UE4）

定位：在手指，中指背面，近侧指间关节的中点处（如图17-4-4）。

主治：噎膈、呕吐、

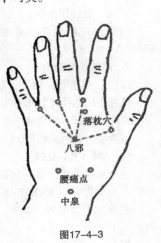

落枕穴

八邪

腰痛点

中泉

图17-4-3

食欲不振、呃逆。

刺灸法：针刺0.2～0.3寸，艾炷灸5～7壮。

6. 腰痛点（EX-UE7）

定位：在手背，第二、第三掌骨间及第四、第五掌骨间，腕背侧远端横纹与掌指关节的中点处，一手2穴（如图17-4-3）。

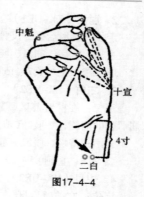

图17-4-4

主治：急性腰扭伤。

刺灸法：由两侧向掌中斜刺0.5～0.8寸。

7. 落枕（外劳宫）

定位：在手背，第二、第三掌骨间，掌指关节后0.5寸（指寸）凹陷中（如图17-4-3）。

主治：落枕、手臂痛、胃痛。

刺灸法：直刺或斜刺0.5～0.8寸。

8. 八邪（EX-UE9）

定位：在手背，第一至第五指间，指蹼缘后方赤白肉际处，左右共8穴（如图17-4-3）。

主治：手指麻木、烦热、目痛、毒蛇咬伤、手背肿痛。

刺灸法：斜刺0.5～0.8寸，或点刺出血。

9. 四缝（EX-UE10）

定位：在手指，第二至第五指掌面的近侧指间关节横纹的中央，一手4穴（如图17-4-5）。

主治：小儿疳积、百日咳。

刺灸法：点刺出血或挤出少许黄色透明黏液。

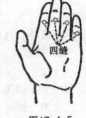

四缝

图17-4-5

10. 十宣（EX-UE11）

定位：在手指，十指尖端，距指甲游离缘0.1寸（指寸），左右共10穴（如图17-4-4）。

主治：昏迷、癫痫、高热、咽喉肿痛。

刺灸法：浅刺0.1～0.2寸，或点刺出血。

第5节　下肢部奇穴

1. 环中（EX-LE1）

定位：在臀部，环跳与腰俞连线的中点（如图17-5-1）。

主治：坐骨神经痛、腰痛、腿痛。

刺灸法：直刺2～3寸。

2. 百虫窝（EX-LE3）

定位：在股前区，髌底内侧端上3寸（如图17-5-2）。

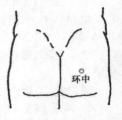

环中

图17-5-1

主治：风湿痒疹、疮疡、蛔虫病。

刺灸法：直刺1.5~2寸；可灸。

3. 鹤顶（EX–LE2）

定位：在膝前区，髌底中点的上方凹陷中（如图17-5-2）。

主治：膝痛、足胫无力、瘫痪。

刺灸法：直刺1~1.5寸；可灸。

4. 内膝眼（EX–LE4）

定位：在膝部，髌韧带内侧凹陷处的中央（如图17-5-2）。

主治：膝痛、腿痛、脚气。

刺灸法：向膝中斜刺0.5~1寸，可灸。

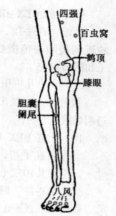

图17-5-2

5. 胆囊（EX–LE6）

定位：在小腿外侧，腓骨小头直下2寸（如图17-5-2）。

主治：急、慢性胆囊炎，胆石症，胆道蛔虫症，下肢痿痹。

刺灸法：直刺1~2寸；可灸。

6. 阑尾（EX–LE7）

定位：在小腿外侧，髌韧带外侧凹陷下5寸，胫骨前嵴外一横指（中指）（如图17-5-2）。

主治：急、慢性阑尾炎，消化不良，下肢痿痹。

刺灸法：直刺1.5～2寸；可灸。

7. 八风（EX-LE10）

定位：在足背，第一至第五趾间，趾蹼缘后方赤白肉际处，左右共8穴（如图17-5-2）。

主治：足跗肿痛、毒蛇咬伤、脚气、趾痛。

刺灸法：斜刺0.5～0.8寸或点刺出血。

第18章 毫针刺法

第1节 毫针的结构与规格

1. 毫针的结构

毫针是用金属制作而成的，以不锈钢为制作材料者最常用。不锈钢毫针具有较高的强度和韧性，针体挺直滑利，能耐高热、防锈、不易被化学腐蚀。

毫针的构造可分为针尖、针身、针跟、针柄、针尾五个部分。针尖是针身的尖锐部位；针身是针尖至针柄的主体部分；针根是针身与针柄连接的部分；针柄是用金属丝缠绕呈螺旋状，从针根至针尾的部分，是医者持针着力的部位；针尾是针柄末端部位（如图18-1-1）。

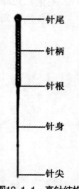

图18-1-1 毫针结构

2. 毫针的规格

毫针规格是指毫针针身的长短、粗细，以"mm"为计量单位。临床常用毫针的长短及粗细规格详见下表（表18-1-1、表18-1-2）。

表18-1-1 毫针长短规格表

规格（寸）	0.5	1.0	1.5	2.0	2.5	3.0	3.5	4.0	4.5	5.0
长度（mm）	15	25	40	50	65	75	90	100	115	125

表18-1-2 毫针粗细规格表

号数	26	27	28	29	30	31	32	33	34	35
直径（mm）	0.45	0.42	0.38	0.34	0.32	0.30	0.28	0.26	0.24	0.22

第2节 针刺练习

毫针针身细软，为避免进针困难和针刺疼痛，需要一定的指力和娴熟的手法，进而在临床操作之前必须进行针刺指力和手法的练习。指力是指医生持针之手进针操作的力度，良好的指力方可实现进针快，透皮不痛；行针时，运用自如的补泻手法是针刺治病的条件。初学者必须努力练好指力和手法基本功。

1. 指力练习

指力练习主要是在纸垫上操作。用数张松软的纸折叠成厚约2 cm、长约8 cm、宽约5 cm的纸垫，并用线作"井"字形扎紧。练习时，右手拇、食、中三指持笔状挟持针柄，使针垂直于纸垫，当针尖抵于纸垫或棉团后，右手拇、食、中指交替捻转针柄，手指逐渐加力，待针刺入纸垫后再换一处练习，反复操作。纸垫练习主要是锻炼指力和捻转的基本手法（如图18-2-1、如图18-2-2）。

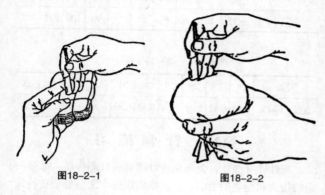

图18-2-1　　　　　　　　　图18-2-2

2. 手法练习

手法练习在指力练习的基础上，主要在棉球上操作。将棉花用纱布扎紧，做成直径6～7 cm的棉团。利用棉团练习提插、捻转、进针、出针等各种毫针操作手法。提插练针时，以执笔式持针，将针刺入棉球，在原处做上提下插动作，要求深浅适宜，幅度均匀，针身垂直。在此基础上可将提插与捻转动作配合练习，要求提插幅度上下一致，捻转角度来回一致，操作频率快慢一致，达到动作协调，运用自如的程度。

第3节 针刺前的准备

1. 解释工作

对初次接受针刺治疗的患者应耐心做好解释工作，使患者对针刺治疗有所认识，消除患者的恐惧心理，使其积极配合治疗，减少或避免异常情况的发生。

2. 检查、选择针具

毫针针柄应缠丝牢固无松动，针身挺直光滑、无斑驳锈蚀，针尖圆利，针根牢固无剥蚀。如针尖钩毛、针体弯曲者，应予剔除。

3. 消毒

医者手指和针刺部位用75%乙醇棉球或0.5%的碘伏棉球擦拭消毒。如用三棱针点刺出血或皮肤针叩刺出血，则应先用2%碘酒擦拭局部，再用酒精棉球脱碘。

4. 选择体位

（1）原则：针刺时对患者体位的选择，应以医者能正确取穴、施术方便、易获针感，患者舒适自然，并能持久留针为原则。

（2）常用体位

仰卧位：适用于取头面、胸腹部腧穴及四肢部分腧穴。

俯卧位：适用于取头项、腰背、臀部及下肢后面腧穴。

侧卧位：适用于取身体侧面的腧穴。

仰靠坐位：适用于取头面、颈前、胸部及四肢部腧穴。

俯伏坐位：适用于取头项和背部腧穴。

第4节　毫针基本操作技术

一、进　针　法

一般以右手持针操作，称之为刺手；左手辅助，称之为押手。持针姿势，一般以刺手拇、食、两指捏持针柄，中指指腹抵住针身，进针时运用指力使针尖快速透入皮肤，再刺向深层。临床常用的进针方法有以下几种：

（1）单手进针法：刺手拇、食两指持针，中指指端紧靠腧穴，中指指腹抵于针身下段，当拇、食指向下用力按压时，中指随势屈曲将针刺入，直至所需深度。适用于短毫针进针（如图18-4-1）。

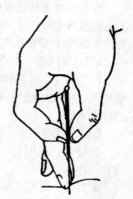

（2）双手进针法：指切进针法、夹持进针法、舒张进针法、提捏进针法（如图18-4-2）。

1）指切进针法：以左手拇指或食指的指甲切掐于所刺腧穴

图18-4-1　单手进针法

部位，右手持针将针紧靠左手指甲缘刺入皮下。多用于短针进针（如图18-4-2a）。

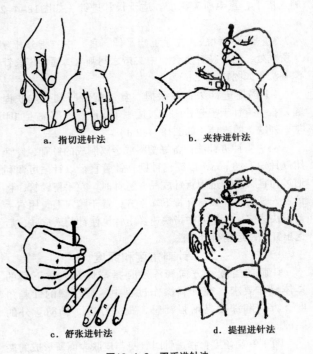

a. 指切进针法

b. 夹持进针法

c. 舒张进针法

d. 提捏进针法

图18-4-2 双手进针法

2）夹持进针法：左手拇、食指捏持针体下段，右手拇、食指持针柄，将针尖对准腧穴，双手配合，迅速将针刺入皮下，直至所需深度。适于长针进针（如图18-4-2 b）。

3）舒张进针法：左手五指平伸，食、中二指分开置于所刺处，右手持针从食、中二指之间刺入。适用于长针深刺法（如图18-4-2 c）。

4）提捏进针法：左手拇、食二指将所刺处皮肤捏起，右手持针于捏起处刺入。适用于皮肤浅薄部位（如印堂、列缺）的进针（如图18-4-2 d）。

（3）管针进针法：备好塑料或金属制成的针管，针管比毫针短2～3 mm，以露出针柄，针管直径以针尾可顺利通过为宜，或可选用管针成品。进针时，左手持针管，将针装入管内，针尖与针管下端平齐，置于腧穴上，用右手食指快速按压针尾或中指快速弹击针尾使针刺入皮肤，后退出针管，运用行针手法。

二、针刺角度和深度

针刺的角度、方向和深度是指毫针刺入皮下后的具体操作要求。在针刺操作过程中掌握正确的针刺角度、方向和深度是增强针感，提高疗效，预防意外的关键。

（1）针刺角度：指进针时针身与皮肤表面所形成的夹角，分为直刺、斜刺和横刺三种（如图18-4-3）。

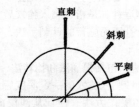

图18-4-3 针刺角度示意图

直刺：针身与皮肤呈90°，垂直刺入，适用于人体大部分腧穴，尤其是肌肉丰厚处。

斜刺：针身与皮肤呈45°，倾斜刺入，适用于胸背部腧穴。

平刺：针身与皮肤呈15°，横向刺入，适用于头部腧穴。

（2）针刺深度：指针身刺入腧穴的深浅。一般以有针感而不损伤脏器为原则。临床中腧穴的针刺深度由患者年龄、体质、病情、部位等共同决定。

1）年老体弱、气血衰退；小儿娇嫩，稚阴稚阳均不宜深刺。中青年身体强壮者可适当深刺。

2）体形瘦弱者宜浅刺，形盛体强者可适当深刺。

3）阳证、新病宜浅刺，阴证、久病宜深刺；

4）头面、胸腹及皮薄肉少处腧穴宜浅刺，四肢、臂、臀及肌肉丰厚处宜深刺。

三、行 针 手 法

行针，又称运针，是指针刺入腧穴后为了使之得气、调节针感和进行补泻而施行的针刺手法，主要包括基本手法和辅助手法。

1. 基本手法：包括提插法和捻转法

提插法：将针刺入腧穴的一定深度后，使针在穴内进行上、下进退的操作方法。使针从浅层向下刺入深层为插，由深层向上退到浅层为提，如此反复地上下称纵向运动的行针方法。使用提插法时的指力一定要均匀一致，幅度不宜过大，一般以3~5分为宜，频率不宜过快，每分钟60次左右，保持针身垂直，不改变针刺角度和深度。

捻转法：将针刺入腧穴的一定深度后，以右手拇指和中、食二指持住针柄，进行来回旋转捻动的操作方法。使用捻转法时，指力要均匀，角度适当，一般应掌握在180°~360°，不能单向捻转，否则针身易被肌纤维等缠绕，引起局部疼痛和导致滞针而使出针困难。

2. 辅助手法

如用一般提插法与捻转法不得气或不行气时，可采用下述的得气与行气手法，常称为行针的辅助手法，是行针基本手法的补充，以促进得气现象的产生和加强针刺感应的操作手法。常用的行针辅助手法有循法、摄法、按法、弹法、刮法、摇法、搓法、飞法、颤法、盘法、弩法等。

循法：进针前后，用拇指指腹沿针刺腧穴所属经络循行路线，或腧穴上下左右，轻轻循按或叩打。未得气时可催气速至，已得气时可促使气行，若针下过紧时也可使针下徐和。

摄法：用拇、食、中三指指甲在针刺穴位所在经络上下，按经络循行路线分段切压片刻。

按法：针刺得气后，欲使针感下传，将左手指按压所刺腧穴的上方，右手捻针可使针感向下；反之，欲使针感上行，则按压腧穴下方。

弹法：针刺后用手指轻弹针尾或针柄，使针体微微振动，以加强针感，助气运行。

刮法：毫针刺入一定深度后，用指甲刮动针柄的方法。

摇法：针刺入一定深度后，手持针柄，将针轻轻摇动，以行经气。

搓法：将针柄单方向捻转如搓线状，每搓2～3周或3～5周，搓时须与提插法配合应用，以免肌纤维缠绕针身，利用其牵引作用，激发经气，加强补泻作用，促使凉、热针感的方法。

飞法：用拇、食两指捻搓针柄，然后张开两指，一搓一放，反复数次，状如飞鸟展翅的方法。

颤法：进针后，右手持针柄，小幅度、高频率地提插、捻转手法，使针在腧穴内小幅度上下颤动的方法。

盘法：先将针刺入深部，行针得气后将针提至浅部，按倒针柄，手持针尾，使针身倾斜15°～45°，然后持针柄盘旋针体，盘旋的角度可在180°～360°之间。

弩法：右手食指或中指在针体上如扣弩机之状，使针身弯曲，从而使针尖向前或向后的方法。

四、针刺得气

得气，又称"针感"，是指针刺入腧穴后，施以一定提插或捻转等行针手法，使所针刺腧穴获得"经气"感应。针下是否得气可从患者的感觉及医生对刺手指下的感觉两方面进行评价。得气时，患者针刺部位可有酸、麻、胀、痛、触电等感觉及肢体的不自主活动，有时亦会出现热、凉、痒、蚁行等感觉，或出现感觉沿一定方向和部位传导扩散；医生可感觉针下由原来的轻松虚滑，慢慢变为沉紧，出现如鱼吞饵等手感。

得气与否及气至的迟速不仅关系针刺的治疗效果，而且可以用来评价疾病的预后。临床上一般是得气迅速时疗效较好，得气较慢时疗效较差，若不得气则可能无治疗效果。

气至病所：得气后，通过一定手法，使针刺感应向着病所方向扩展和传布，最终达到病变部位。它是行气的主要目的，是得气的最高表现。

五、针刺补泻

针刺补泻就是通过针刺腧穴后，采用适当的手法激发经气以补益正气，疏泄病邪而调节人体脏腑经络功能，促使阴阳平衡而恢复健康。这是针刺治病的一个重要环节，也是毫针刺法的核心内容。《灵枢·经脉》记载"盛则泻之，虚则补之，热则疾之，寒则留之，陷下则灸之"是针灸治疗疾病的基本理论原则。

补法是指能鼓舞人体正气，使低下的功能恢复旺盛，适用于虚证；泻法是指能疏泄病邪使亢进的功能恢复正常，适用于实证。针刺补泻是通过针刺腧穴，采用适当的手法激发经气以补益正气，疏泄病邪而调节人体脏腑经络功能，调节阴阳而治疗疾病的方法。

临床常用的补泻手法包括单式补泻手法和复式补泻手法。

1. 单式补泻手法

提插补泻法：针下得气后，在针下得气处作小幅度上下提插。重插轻提，针下插时用力重，上提时用力轻，提插幅度小，频率慢，操作时间短者为补法；轻插重提，针下插时用力轻，上提时用力重，提插幅度大，频率快，操作时间长者为泻法。须反复行施方能达到补或泻的效果。

捻转补泻法：针下得气后，在针下得气处作小幅度捻转。拇指向前左转时用力重，指力沉重向下，拇指向后右转时用力轻，反复操作，为补法；拇指向后右转时用力重，指力轻浮向上，拇指向前左转还原时用力轻，反复操作，为泻法。

疾徐补泻法：进针后，先在浅层得气，随之将针徐徐向内推进到一定深度，疾速将针退至皮下，出针时快速出针并疾按其穴，此为补法；进针后，疾速插入深层得气，随之徐徐将针退至皮下，出针时缓慢出针不按针孔或缓按针孔，此为泻法。

迎随补泻法：进针后，针尖随着经脉循行去的方向刺入为补法，针尖迎着经脉循行来的方向刺入为泻法。

呼吸补泻法：病人呼气时进针，得气后于病人呼气时行针，吸气时出针，为补法；病人吸气时进针，得气后于病人吸气时行针，呼气时出针，为泻法。

开阖补泻法：出针后迅速揉按针孔为补法，出针时摇大针孔而不立即揉按为泻法。

平补平泻：是一种不分补泻，以得气为主的手法。临床应用最广泛。进针得气后，均匀地提插、捻转，达到疗效即可出针。

2. 复式补泻手法

烧山火：由徐疾、提插或捻转、九六、开阖及呼吸等补法组合而成。根据腧穴的可刺深度分为天（浅层）、人（中层）、地（深层）三部进行操作。将针刺入腧穴应刺深度的上1/3，得气后行提插补法或捻转补法九数，再将针刺入中1/3（人部），得气后行提插补法或捻转补法九数，然后将针刺入下1/3（地部），得气后行提插补法或捻转补法九数，此为三进，随即慢慢地将针提到上1/3

（天部），此为一退。三进一退为一度，操作三度后，将针紧按至底部留针。在操作过程中，可让患者呼气时进针、插针，吸气时退针、出针，出针后疾按针孔，即为烧山火法，多用于治疗冷痹顽麻，虚寒性疾病等。

透天凉：由徐疾、提插或捻转、九六、开阖及呼吸等泻法组合而成。将针刺入腧穴应刺深度的下1/3（地部），得气后行提插泻法或捻转泻法六数，再将针紧提至中1/3（人部），得气后行提插泻法或捻转泻法六数，然后将针紧提至上1/3（天部），得气后行提插泻法或捻转泻法六数，此为一进三退。一进三退为一度，操作三度后，将针紧提至天部留针。在操作过程中，可让患者吸气时进针、插针，呼气时退针、出针，出针后摇大针孔，不按针孔，即为透天凉法，多用于治疗热痹、急性痈肿等热性疾病。

六、留针与出针

1. 留针

针刺得气后，将针留置在穴位内，让其停留一定时间后再出针的方法。临床可分为静留针法和动留针法两种，根据病情和患者体质不同而分别使用。

静留针法：即留针期间不施行任何针刺方法。一般留针20～30 min。

动留针法：即留针期间施以各种手法。一般留针20～30 min，期间行针1～3次。

2. 出针

出针，又称起针、退针、拔针，是在施行针刺手法或留针达到预定针刺目的和治疗要求后将针取出的方法。出针是整个毫针刺法过程中的最后一个操作程序。

操作方法：先将左手拇、食两指持消毒棉球按在针身两旁，然后用右手拇、食两指将针柄轻轻捻动，待针下轻松滑利时将针缓慢退至皮下，快速拔针，并将所持棉球轻轻按压针孔。

第5节 常见针刺异常情况处理及注意事项

一、常见针刺异常情况处理

针刺治疗虽然比较安全，但如操作不慎，亦会出现一些异常情况，常见针刺异常情况有晕针、滞针、弯针、折针、血肿。

1. 晕针

概念：晕针是在针刺过程中患者发生晕厥的现象。

原因：患者体质虚弱、精神紧张；或疲劳、饥饿、大汗大泻、大出血之后；或体位不当；或医者在针刺时手法过重而致针刺时或留针过程中发生此症。

症状：针刺过程中患者突然出现精神疲倦，头晕目眩，面色苍白，恶心欲吐，多汗、心慌，四肢发冷，血压下降，脉象沉细，或神志昏迷，扑倒在地，唇甲青紫，二便失禁，脉微细欲绝。

处理：立即停止针刺，将针全部起出。扶患者平卧，注意保暖，头部放低，松解衣带。轻者仰卧片刻，给予温开水或糖水后，即可恢复正常；重者在上述处理基础上，可刺人中、内关、足三里，灸百会、关元、气海等穴，即可恢复。若病情危急则配合其他治疗或采用急救措施。

预防：对于晕针应注重预防。如初次接受针刺治疗或精神过度紧张，身体虚弱者，应先做好解释，消除患者对针刺的顾虑，同时选择舒适持久的体位，最好采用卧位。选穴宜少，手法要轻。若饥饿、疲劳、大渴时，应令进食、休息、饮水后再予针刺。医生在针刺治疗过程中，要精神专一，随时注意观察患者的神色，询问患者的感觉。一旦有不适等晕针先兆，可及早采取处理措施，防患于未然。

2. 滞针

概念：滞针是指在行针时或留针后医生感觉针下涩滞，捻转、提插、出针均感觉困难，而患者则感觉剧痛。

原因：多因患者精神紧张，肌肉强烈收缩；或行针不当，向单方向捻转太过，致肌肉组织缠绕针体；当留针时间过长亦会出现滞针。

症状：针后医者感觉针下涩滞，捻转、提插、出针均感困难；若强行捻转、提插时，患者痛不可忍。

处理：若患者精神紧张，局部肌肉过度收缩时，可延长留针时间，并循按穴周皮肤，仍未缓解者，可在针穴旁再进一针，以宣散气血而缓解肌肉的紧张。若单向捻转所致者，可向相反方向将针捻回，并用刮柄、弹柄法，使缠绕的肌纤维回释，即可消除滞针。

预防：对精神紧张者，应先作好解释，消除患者对针刺的顾虑。注意行针的操作手法和避免单向捻转，若用搓法，应注意与提插法的配合，则可避免肌纤维缠绕针身，而防止滞针的发生。

3. 弯针

概念：弯针是指进针时或将针刺入腧穴后，针身在体内形成弯曲。

原因：多因医生进针手法不熟练，用力过猛、过速，以致针尖碰到坚硬组织器官或患者在针刺或留针时移动体位，或因针柄受外力压迫、碰击等而造成弯针。

症状：针刺入体内后针体产生弯曲的现象。

处理：弯针后不得再行提插、捻转等手法。若针柄轻微弯曲，可慢慢将针起出；若弯曲角度过大应根据针的弯曲角度和方向，顺势将针徐徐拔出。若由患者移动体位所致，应先恢复原来体位，放松局部肌肉后再将针徐徐拔出，勿用力猛拔捻转，以防折针。

4. 折针

概念：折针又称断针，是指针体折断在人体内。

原因：多因针具质量欠佳，针身或针跟有损伤剥蚀，进针前未仔细检查。针刺时将针身全部刺入腧穴。行针时强力提插，捻转，肌肉猛烈收缩。留针时患者大幅度变换体位，或弯针、滞针未能进行及时的正确处理等而造成折针。

症状：行针或出针时发现针身折断，其折断部分针身尚暴露于皮肤外，或折断全部没入皮肤下。

处理：首先叮嘱患者切勿移动原有体位，以防断针向肌肉深部陷入。若针身尚有部分暴露于体外，可用镊子拔出；若断端与皮肤相平或稍凹陷于体内尚可见残端，可用食中两指垂直向下挤压针孔两旁，使断针暴露于体外，在针孔周围挤压，使针身露出，再用镊子拔出；若针身完全陷入皮下或肌肉深层时需在X线定位下手术取出。

预防：为防止折针，针刺前应仔细检查针具，剔除质量较差的针具。针刺时勿将针身全部刺入腧穴，保留部分针身在体外，以便于针跟折断时及时取针。在行针或留针时，应避免过猛过强的行针，且嘱患者不要随意变换体位。若发现弯针应立即出针，切不可强行刺入、行针。对于滞针者亦应及时正确地处理，不可强行硬拔。

5. 皮下血肿

概念：血肿是指针刺部位出现的皮下出血而引起的肿痛。

原因：出血、青紫多是刺伤血管所致，有的则为凝血机能障碍，皮下出血引起。

症状：出针后针刺部位肿胀疼痛，继而皮肤呈青紫色。

处理：先持棉球压按针孔，轻揉片刻。微量的皮下出血而导致局部小块青紫时一般不需处理。若局部肿胀疼痛较剧，青紫面积大而且影响活动功能时，先冷敷止血然后作热敷或在局部轻轻按揉以促进局部瘀血消散吸收。

预防：医者应熟练掌握人体解剖学知识，尽量避开血管针刺，出针时立即用消毒干棉签按揉压迫针孔。

二、针刺注意事项

由于人体生理功能状态和生活环境条件等因素的不同，故在针刺治疗的过程中应注意以下几个方面：

（1）在患者过于饥饿、疲乏、精神过度紧张时，不宜立即针刺。身体瘦弱、久病、大出汗、大出血者，针刺时手法不宜过强，并尽量选择卧位。

（2）妇女怀孕3个月者，不宜针刺其小腹部的腧穴。怀孕3个月以上者，其腹部、腰骶部腧穴亦不宜针刺。怀孕期间禁刺三阴交、合谷、昆仑、肩井等活血通经的腧穴。妇女行经期间若非为了调经，亦不应针刺。

（3）小儿囟门未闭时，头部腧穴不宜针刺。

（4）常有自发性出血或损伤后出血不止者，不宜针刺。

（5）皮肤有感染、伤疤、溃疡、肿瘤的部位，不宜针刺。

（6）胸胁、腰背部脏腑所居之处的腧穴，不宜深刺。

（7）针刺眼区和项部的风池、风府、哑门等穴和脊椎部的腧穴，要掌握一定的角度，不宜行大幅度的提插捻转和长时间的留针，以免损伤重要器官，引起严重的不良后果。

（8）对于尿潴留患者，针刺小腹部腧穴时，要掌握适宜的针刺方向、角度、深度等，以免误伤膀胱等脏器，出现意外事故。

第19章 灸　　法

灸法是艾绒或药物为主要灸材，点燃后放在腧穴表面或病变部位，借灸火的热力给人体以温热性刺激，通过经络腧穴的作用，以防治疾病的一种外治方法。

灸法可分为艾灸法和非艾灸法两大类。艾灸法是以艾绒为灸材；非艾灸法可用除艾叶以外的药物或其他方法进行施灸，有灯火灸、药线灸、药笔灸等。

第1节　艾　灸　法

艾灸法是灸法的主体，根据操作方式的不同可分为艾炷灸、艾条灸、温针灸、温灸器灸等，临床中以艾炷灸和艾条灸最为常用。

一、艾　炷　灸

将艾炷放在穴位上施灸，称为艾炷灸。艾炷一般是由艾绒捏为圆锥形而成，根据临床需要可制作为大中小不同规格。艾炷灸可分为直接灸和间接灸两类。

1. 直接灸

将大小适宜的艾炷直接放在皮肤上施灸的方法。根据对皮肤的刺激程度不同、灸后有无烧伤化脓，又分为化脓灸（瘢痕灸）和非化脓灸（无瘢痕灸）。

（1）化脓灸：施灸前可先在施术部位上涂以少量凡士

林以增加粘附性和刺激作用，然后将艾炷直接放置在腧穴上施灸，从上端点燃，烧近皮肤时患者有灼痛感。应用此法一般每壮艾炷需燃尽后除去灰烬方换另一艾炷，每换一壮可用纱布蘸冷开水抹净所灸部位。一次可灸7～9壮。灸完后需将局部擦拭干净，在施灸穴位上贴敷消炎膏药，约1周后可化脓形成灸疮，灸疮5～6周后愈合，灸疮结痂脱落，局部留有瘢痕，故又名瘢痕灸。在灸疮化脓时局部应注意清洁，避免感染。

灸疮的产生是局部组织经烫伤后产生无菌性化脓现象，以对穴位局部产生持续的刺激，从而起到治疗和保健作用，改善体质，增强机体的抵抗力。但体质过虚及糖尿病、皮肤病患者不宜使用此法。化脓灸常用于治疗哮喘、慢性胃肠炎、发育障碍等疾病。

（2）非化脓灸：又称非瘢痕灸，以达到温烫为主，不致透发成灸疮的灸法。施灸前可先在施术部位上涂以少量凡士林以增加粘附性和刺激作用，然后将艾炷直接放置在腧穴上施灸，从上端点燃，当燃剩约2/5，不等艾火烧到皮肤，当患者感到灼痛时即用镊子将艾炷夹去，更换艾炷再灸，可连续灸3～7壮，以局部皮肤出现轻度红晕为度。因其灸后不能起泡或起泡后不至形成灸疮，不留瘢痕，易为患者接受。此法适用于虚寒轻证，如哮喘、眩晕、慢性腹泻、风寒湿痹和皮肤疣等。

2. 间接灸

（1）隔姜灸：将新鲜生姜切成厚约3 mm的薄片，中间穿刺数孔，将其置于施灸腧穴处，置艾炷于其上并点燃。待患者有局部灼痛感时，略提起姜片，或更换艾炷再灸。一般灸5～10壮，以局部皮肤潮红而不起泡为度。此法具有温中、祛寒、止呕、解表作用，多用于因寒而致的呕吐、泄泻、腹痛及风湿痹痛等。

（2）隔蒜灸：分隔蒜片灸和隔蒜泥灸。隔蒜片灸：将新鲜独头大蒜切成厚约3 mm的薄片，中间穿刺数孔，将其置于施灸腧穴处，置艾炷于其上并点燃。一般灸5～7壮。因大蒜对皮肤有刺激性，灸后容易起泡，应注意防护。此法具有消肿、拔毒、散结、止痛的作用，多用于治痈、疽、疸、疖之未溃者，肺痨等。此外，尚有一种自大椎穴起至腰俞穴铺一层蒜泥的铺灸法（长蛇灸），民间多用于治疗虚劳、顽痹等。

（3）隔盐灸：又称神阙灸，只适用于脐部。患者取仰卧屈膝位，将纯净干燥细白盐，纳入脐中，使与脐平。上置艾炷施灸，至患者稍感烫热，即更换艾炷。一般灸5～10壮。

此法具有回阳、救逆、固脱的作用，多用于治疗急性腹痛、吐泻、痢疾、脱证等。凡大汗亡阳、肢冷脉伏之脱证，可用大艾柱连续施灸，不计壮数，直至汗止脉起，体温回升，症状改善为度。

（4）隔附子饼灸：将附子片或附子饼（附子研成细粉，以水和调捏成薄饼，干后用针刺数孔）置于施灸腧穴上，上置艾炷灸之。附子饼干更换，以施灸部位皮肤红晕为度。

此法具有温肾壮阳的作用，适于各种阳虚证，如命门火衰之阳痿、遗精、早泄及外科疮疡久不收口等。

二、艾 条 灸

艾条又名艾卷，是用细桑皮纸或容易燃烧的薄纸包裹艾绒制作而成的，将其一端点燃，对准穴位或患处施灸即可。按操作方法的不同可将艾条灸法分为悬起灸和实按灸。

（1）悬起灸：是施灸时点燃艾条悬于施灸部位之上的一种灸法。艾条与皮肤之间有一定距离，不直接接触皮肤。按悬起灸的操作方法不同，又分为温和灸、回旋灸、雀啄灸。

温和灸：将艾条的一端点燃，对准施灸腧穴或患处，约距皮肤2~3 cm，进行熏烤，使患者有温热感为宜，一般施灸10~15 min，以皮肤潮红为度。此法临床应用广泛，适于一切灸法主治病症。

回旋灸：点燃艾条，悬于施灸部位上方3 cm处，艾条在施灸部位均匀地左右往返移动或反复旋转进行灸治，以皮肤有温热感而无灼痛感为宜，一般施灸15~20 min，移动范围在3 cm左右。此法多用于风寒湿痹及瘫痪。

雀啄灸：施灸时，将点燃艾条置于施灸部位上方，其距离不固定，艾条一起一落，忽远忽近上下移动，如鸟雀啄食样，一般施灸5 min。此法多用于昏厥急救、小儿疾患、胎位不正、缺乳等。

（2）实按灸：施灸时，先在施灸部位垫上布或纸数层，然后将艾条点燃趁热按在施术部位，稍停片刻，待热力渗透，若艾火熄灭则再点再按；或以布6～7层包裹艾火熨于穴位，若熄灭，再点再熨。此法常用于风寒湿痹、痿症及虚寒证。

三、温 针 灸

温针灸是针刺和艾灸结合的一种治疗方法，适于既需留针又适宜艾灸的病症。

进针得气并予适当补泻手法而留针时，将纯净细软的艾绒捏在针尾上，或将一段长1～2 cm的艾条插在针柄上，点燃施灸。待艾绒或艾条烧完后除去灰烬，将针取出。此法可将艾绒或艾条燃烧的热力通过针身传入体内，使其发挥针和灸的双重作用，达到治疗的目的。使用时应注意防止艾绒燃烧的灰火脱落烧伤皮肤，可在施灸部位皮肤上铺垫纸片。

第2节　艾灸法的临床应用

一、灸　　感

灸感一般是指施灸时患者的自我感受。灸感既有施灸部位的局部感觉，也有向远处传导或循经感传的感觉。局部感觉中，化脓灸主要为灼痛感，其他灸法多为温热或微有灼痛感。局部热感又有多种变现形式，仅表面有热感者为表热，表面不热或微热而深部较热者为深热，表面的热感透达深部组织者为透热，热感以施灸部位为中心向四周扩散者为扩热，局部热感向远处传导者为传热，热感循经传导者为循经感传。灸法的循经感传有时并非热感的传导，而是类似针法经气传导的感觉。

灸感的出现或表现方式与多方面因素有关，如施灸方法刺激程度，患者体质、病情，对热感的敏感程度等。一般而言，施灸方法、刺激程度是影响灸感强弱的重要因素。

二、灸　　量

灸量，即施灸的剂量，是指施灸时灸火在皮肤上燃烧所产生的刺激强度，施灸的时间长短及施灸程度的总和即为灸量。灸量与疗效密切相关，达到一定的灸量方可产生一定的效果。灸效是指不同的灸法和灸量协同产生的灸治效果。

不同的施灸方法其灸量的计算亦不同。一般艾炷灸以艾炷的大小和壮数来定，艾条灸多以时间计算。

灸量的掌握根据年龄大小、体质、施灸部位、病情轻重等综合因素来确定。小儿、青少年灸量宜小，中老年灸量宜大；患者体质强壮者每次灸量可大，但累计灸量宜小；患者体质虚弱者每次灸量宜小但累计灸量宜大；头面、胸背、四肢处艾炷不宜大而多；病情轻者宜小，病情重者宜大。

施灸疗程的长短是灸量的另一方面，应根据病情灵活掌握。急性病疗程短，有时只灸1~2次即可；慢性病疗程长，可灸治数月乃至数年。一般初灸时每日1次，3次后改为2~3日1次。急性病亦可1日灸2~3次。

三、灸法补泻

灸法亦有"补泻"之说。灸法补泻的具体操作为：补法，点燃艾炷后不吹其火，待其慢慢燃烧自灭；泻法：点燃艾炷后以口快速吹旺其火，快燃速灭。补法是火力温和而时间稍长，能使真气聚而不散；泻法是火力较猛而时间较短，能促使邪气消散。

四、艾灸法作用

（1）温经散寒：灸火的温和热力具有直接的温通经络，驱寒散邪的作用。

（2）扶阳固脱：灸火的热力具有扶助阳气，举陷固脱的作用。阳气虚脱出现的大汗淋漓、四肢厥冷、脉微欲绝证可用灸法。中气不足、阳气下陷而引起的遗尿、脱肛、阴挺、崩漏、带下等亦可用灸法。

（3）行气活血、散瘀消肿灸火的温和热力能通调气机，营卫和畅，具有行气活血、消瘀散结的作用。

五、艾灸法的注意事项

施灸对象：灸法适用人群较广，尤其对于慢性病、虚寒者较为适合，凡脉象数急者禁灸；高热、抽搐、极度衰竭、形廋骨弱者，不宜灸。一般空腹、过饱、极度疲劳时不宜施灸。

施灸顺序：一般是先灸上部，后灸下部；先背、腰部，后胸腹部；先头部，后四肢。

禁忌部位：心脏虚里处、大血管处、皮薄肌少筋肉积聚处，孕妇下腹及腰骶部，睾丸、乳头、阴部不可灸。颜面部不宜着肤灸，关节活动处不宜瘢痕灸。

灸疮、灸泡的处理：灸疮的处理详见"化脓灸"。灸后起泡者小者可自行吸收，大者可用消毒针穿破，放出液体，敷以消毒纱布，用胶布固定即可。

施灸环境：施灸过程中室内宜保持良好的通风。严防艾火烧坏衣服、床单等。施灸完毕必须将艾火彻底熄灭，以防火灾。

第3节 灯火灸、药线灸、药笔灸

一、灯火灸法

是用灯芯草蘸植物油点燃后，迅速烧灼腧穴或病变部位，以治疗疾病的方法叫灯灸法。

操作方法：选择烧灼穴位并进行标记。取10～15 cm长灯芯草一根，将一端浸入蘸植物油中3 cm，用右手拇、食指捏住灯心草下1/3处，点燃下端，待火焰略一变大，敏捷地向选定穴位灸烧灼，一触即提起，并听见清脆的

"叭"的焠爆声,火焰也随之熄灭。一般每穴灸2~4次。灸后局部保持清洁,防止感染。

功用:疏风解表,行气化痰,开窍熄风。

主治:小儿惊风、脐风、抽搐、昏迷、腮腺炎、急性扁桃体炎等。

二、药 线 灸 法

采用经过药物溶液浸泡制成的苎麻线,点燃后直接烧灼腧穴,以治疗疾病的灸法叫药线灸法。

药线:用苎麻搓成并经药物浸泡加工制成,每条长30 cm,直径有1 cm、0.7 cm、0.25 cm三种,分别为1、2、3号线。

操作方法:以拇指、食指持线的一端,并露出线头1~2 cm。将露出的线头点燃,吹灭火焰,线头留有星火,将星火对准穴位或病变部位点灸,同时拇指把星火压在腧穴上,火灭即起。一般每穴灸1次。

腧穴选取原则:痿证、瘫痪以患肢腧穴为主。痛症选取痛处及邻近穴为主,痒症取先痒的腧穴为主。

疗程:急性病疗程宜短,如感冒连灸3天即可;慢性病疗程较长,如月经不调灸治3个月经周期。顽固性慢性病疗程间隔2~3天;急性病疗程短,一般不需间隔。

三、药 笔 灸 法

是使用万应点灸笔点燃后进行施灸的一种灸法。

药笔:用人造麝香、肉桂、丁香、牙皂、乳香、没药、川乌、草乌、冰片、硫黄、松香、细辛、白芷、蟾酥等中药及适量的精制艾绒，加入甘草浸膏，拌和压缩成长条，犹如笔的形状而成。保持干燥，不能受潮。

药纸：为了保护皮肤，增强药效，特制成专用药纸，与药笔配套应用。

操作方法：铺药纸，点燃药笔，对准腧穴中心及其周围，快速点灸3~4下，每点灸1次略行更换位置，不宜重叠。点灸手法应轻重适中，不要将药纸烧焦烧穿，灸穴有蚊咬样轻微疼痛。若点灸后皮肤不变色，不起泡，能保持效应2~6小时。点灸药笔用后插入所附玻璃管中灭火，每支可用10小时。

适应证：凡针灸适应证即可用本法，尤其对各种疼痛、炎症，均可收到显效。

取穴要点：近取选穴，远取选穴，穴组更替。

治疗时间：2~3 min。

【附录】穴 名 检 索

G

H

J

M

N

P

Q

Y